大人の発達障害

生きづらさへの理解と対処

精神科医
〔監修〕市橋秀夫

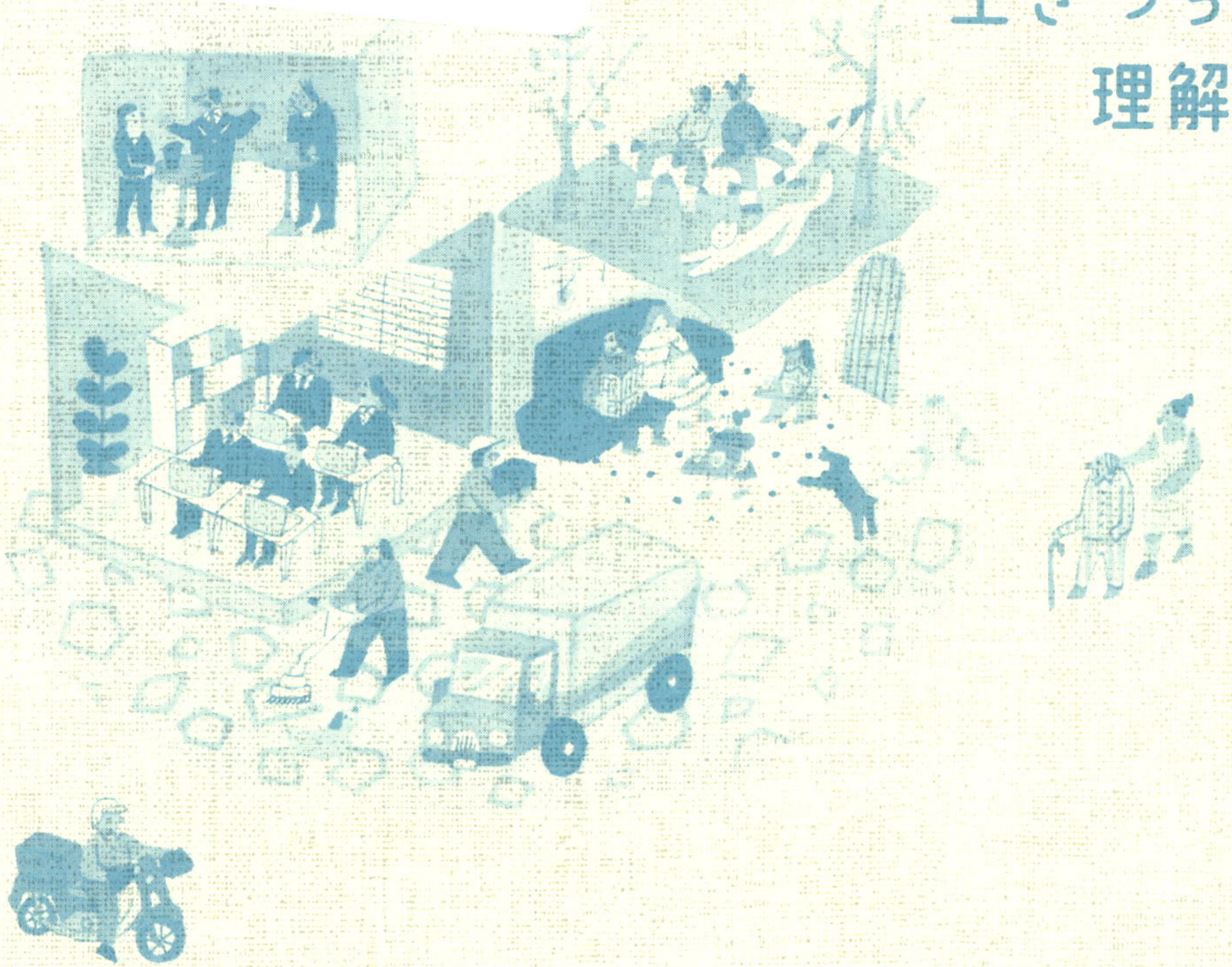

健康ライブラリー
スペシャル

講談社

まえがき

近年、多くの精神科クリニックで、「自分は発達障害ではないか」と受診する人が増えています。子どものころには気づかなかったけれど、社会に出てなぜかうまくいかない。その理由を探すうち、発達障害に思い当たるのでしょう。

発達障害と診断する場合、ほとんどは自閉スペクトラム症です。ＡＤＨＤの人も若干はいます。本書で「発達障害」と書いてあるのは、この二つ、あるいは合併の場合をさしますが、外来に訪れる人で圧倒的に多い自閉スペクトラム症を念頭においています。

発達障害の中心的な課題は、「生きづらさ」です。人間関係をつくること、職業生活、家庭生活、すべてに生きづらさが生じます。本書では主に職場での課題をとりあげていきますが、本人の生きづらさのほか、同僚、部下、上司、雇用主、あるいは配偶者など、本人と関わりのある人たちにも深刻な問題をつくります。

発達障害は精神科医でもなかなか理解しがたい障害です。本書の目的のひとつは、発達障害をどう理解し、どう対処したらよいのかをできるだけわかりやすくお伝えすることです。

ここで「障害」という言葉を使いました。これからも使うことになりますが、私は発達障害を「障害」ではないと考えています。本書でも触れますが、注意欠如・多動症や自閉スペクトラム症などのある人は、多数派の脳に対する少数派の脳の持ち主で、人類の発生以来長い間、有用性を保ってきた側面があります。

産業構造が大きく変化し、農業、水産業、職人の仕事は少なくなって会社員が増え、「ホウレンソウ・報連相」が重視されるようになりました。我が国の文化である「気配り」と「おもてなし」が要求され、「空気を読むこと」「忖度《そんたく》すること」ができない人が、精神科を受診するようになりました。

発達障害のある人は、幼いときから環境や人間関係のストレスにさらされています。そのために、さまざまな精神的な障害を受けやすいところがあります。幼いときからの親の養育、教師の関わりも重要な課題となります。本書がそうした人たちに役立てば幸いです。

精神科医
市橋秀夫

大人の発達障害

生きづらさへの理解と対処

もくじ

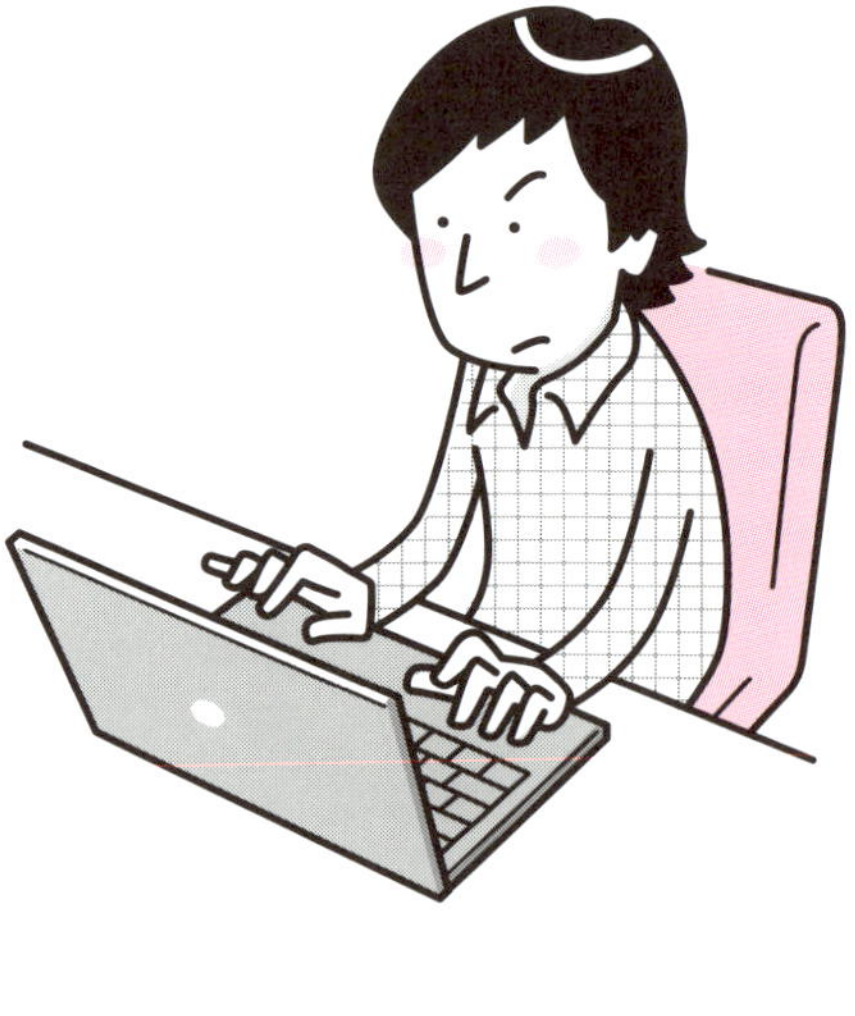

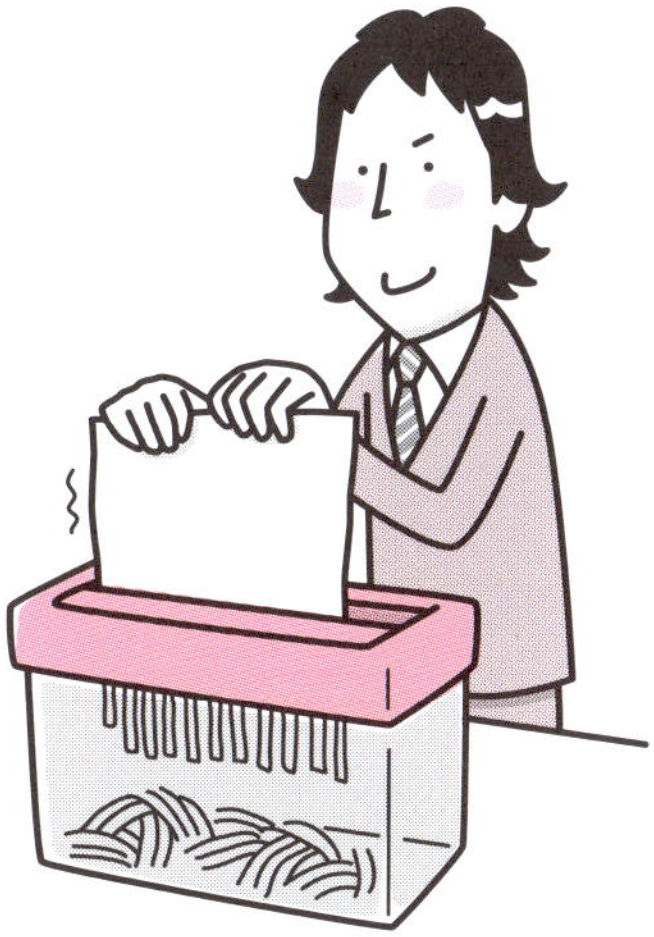

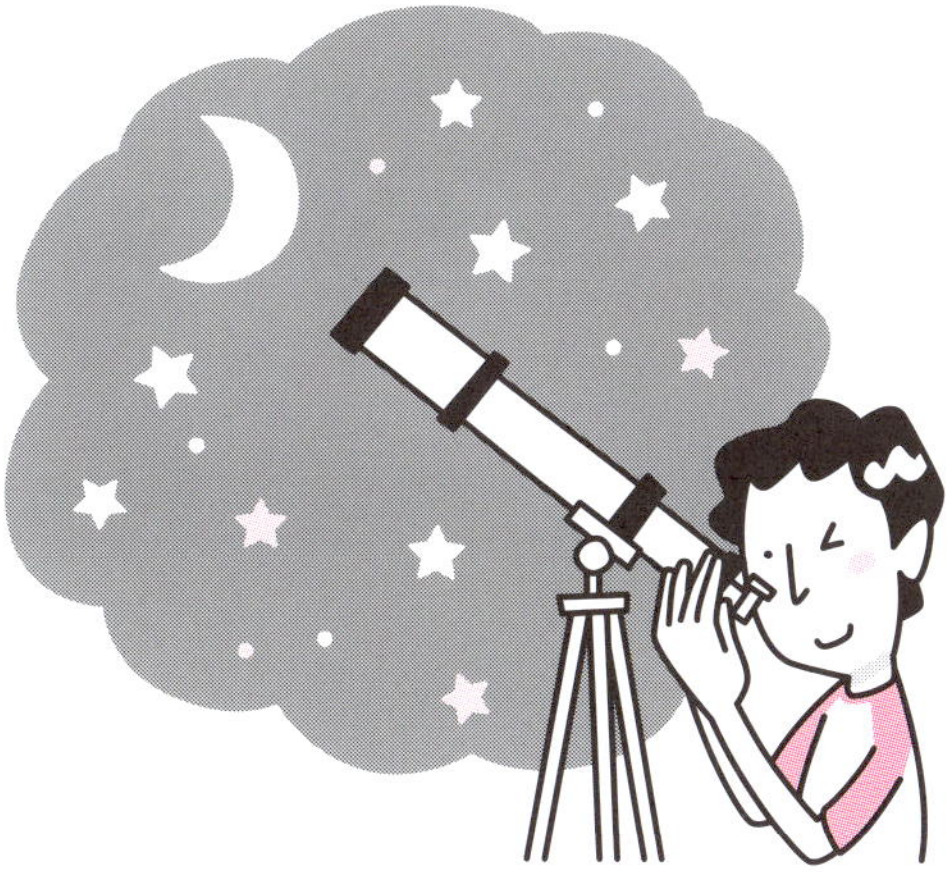

▼ケーススタディ 具体的なシーンでの対処のヒント

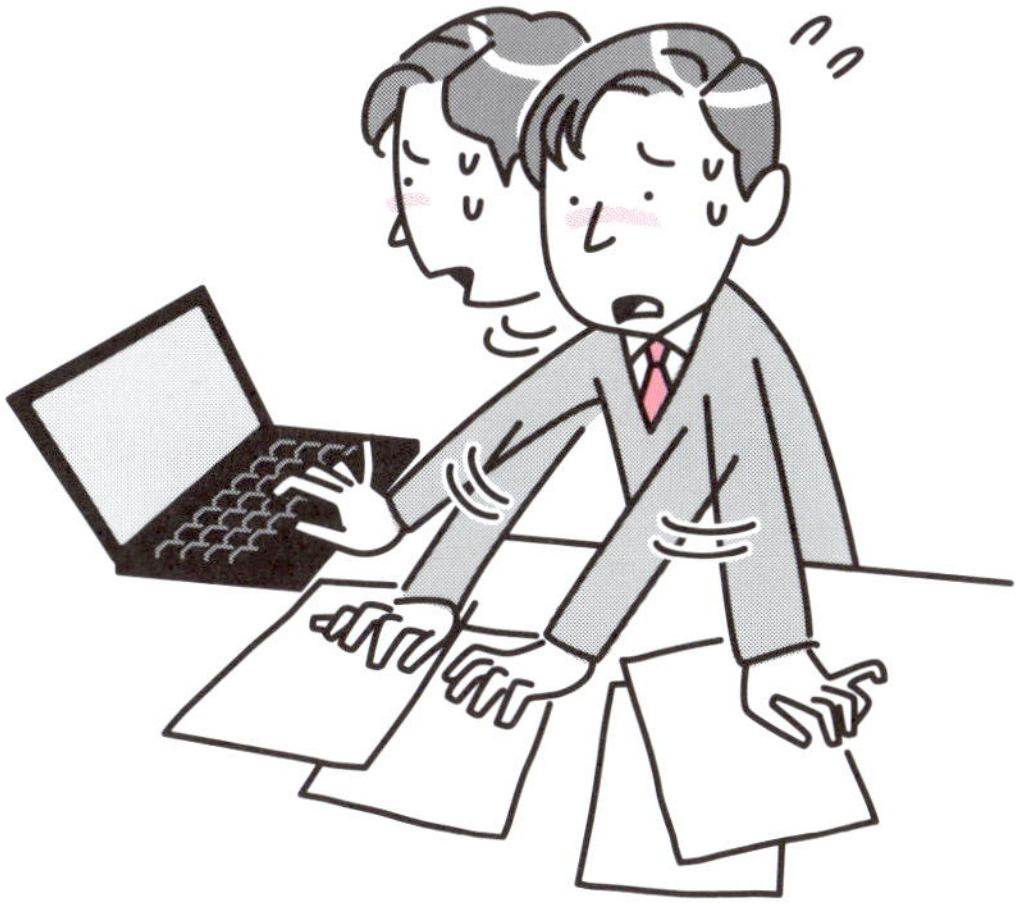

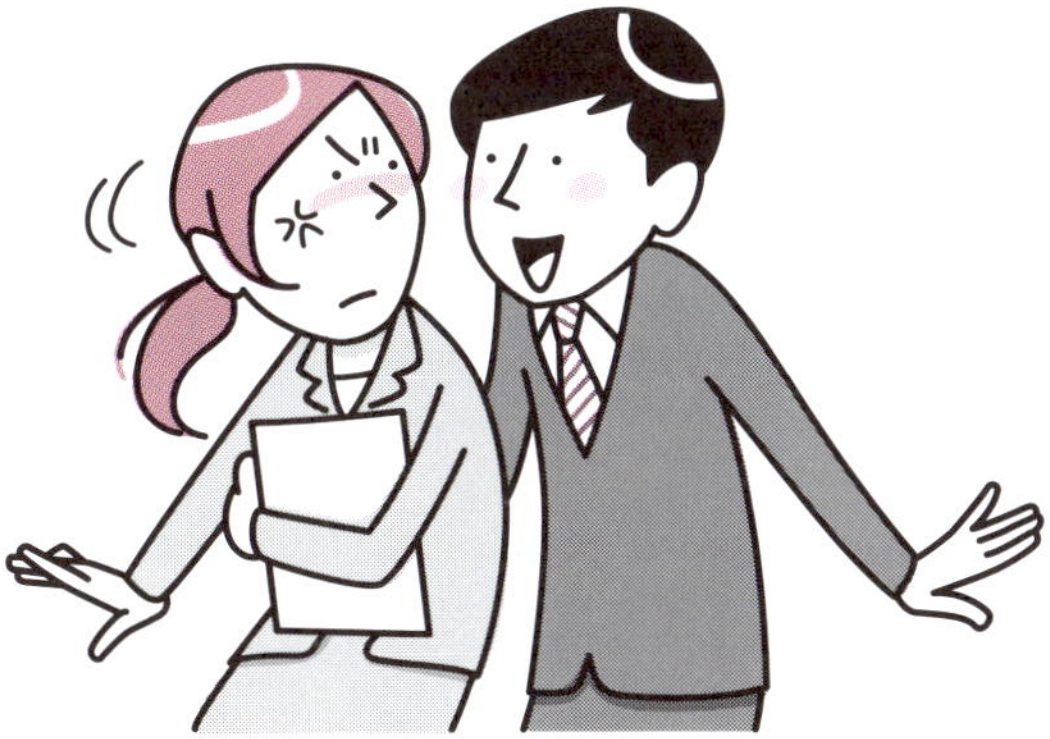

発達障害の特性がわかるチェックテスト

もしかしたら自分は発達障害かもしれない、あるいは発達障害と診断されたけれどよくわからない。
そのような人は、このチェックテストをおこなってみてください。
特性がわかれば、どこにつまずきやすいかがわかり、対策が立てられます。

文章を読んで、自分に当てはまる項目に ☑ を入れましょう。

A

- □ 伝えたいことがうまく言葉にできない
- □ 理屈の通らない要求をされると怒りを感じる
- □ 話のキャッチボールが苦手だ
- □ 電話の受け答えが苦手
- □ 皮肉や冗談を真に受けてしまう、わからないことがある
- □ 口頭での指示は理解しづらい
- □ 指示は具体的でないとわかりにくい
- □ 「あれ」「これ」という指示代名詞がわかりづらい
- □ 要点をかいつまんで話をすることができない
- □ 「理屈っぽい」もしくは「理詰めすぎる」と、周囲から言われる
- □ 相手の表情を読み損ねる
- □ 自分の関心のある話ばかりしてしまう

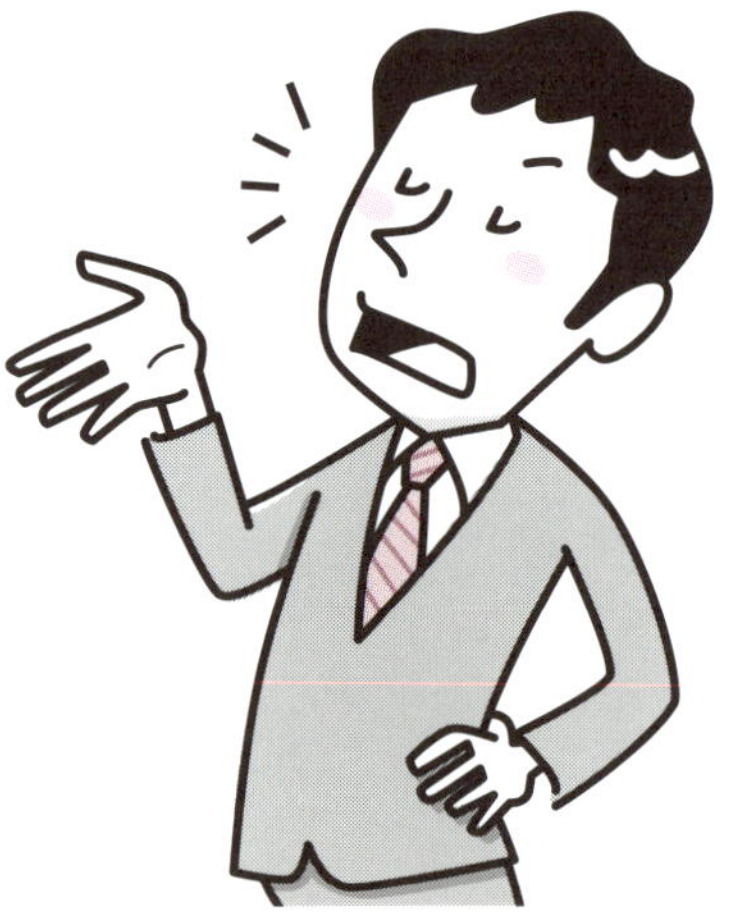

B

- □ 阿吽《あうん》の呼吸のタイミングを察することができない
- □ 暗黙のルールが自分には見えにくい
- □ 「適当に」「ちゃんと」と言われたときに、どの程度かイメージが浮かばない
- □ 相手が何を求めているのか、察することは得意ではない
- □ 仕事の段取りの予測がつけにくい
- □ 職場で「常識で考えて」と言われたことがある
- □ 自分は悪意がないのに相手を怒らせてしまう
- □ 空気を読むことが苦手だ
- □ 相手の意図を取り違えてしまう
- □ 相手の気持ちを、その場で察した言動がとれていない
- □ 「次にどうなるか、よく考えてからやって」とよく言われる

C

- □ 音にストレスを感じやすい
- □ 光のまぶしさを感じやすい
- □ 肩を組まれるなどの触覚に敏感
- □ 過去のできごとが鮮明な映像で再現する

D

- □ 欲しいものがあると後先考えずに買ってしまう
- □ キレやすいところがある
- □ 見たものを細部までよく覚えている
- □ その場限りのウソをついてしまうことがある

E

□ 想定外の事態が起きるとパニックになる、もしくは、怒りがわく

□ 何事もやりはじめると、やめられなくなる

□ 広く浅くやるタイプではなくて、深く掘るタイプだと思う

□ 自分のこだわり、ルール、やり方に反することに怒りがわいてくる

□ 状況が違っても自分のやり方を変えられない

□ 自分のやっている課題にしか目がいかず、全体の流れをつかめない

□ 応用がきかないほうだ

□ 興味あることはとことんつきつめる

□ ゲームや賭博、飲酒、インターネットなどの依存がある

□ 臨機応変の対応ができない

□ 新しい環境に対して強い抵抗感がある

□ 日常生活のなかで、決まったやり方をくり返す傾向にある

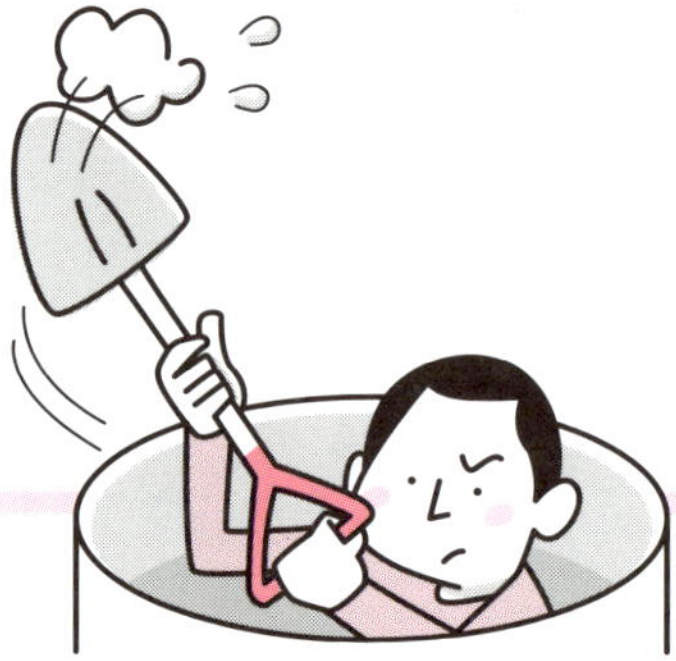

☑の多かったところは、どのグループですか?

発達障害の特性は、大きく５つのグループに分けられます。☑が多くついたグループが、自分がもっとも対策が必要な特性です。

右記の参照ページのほかにも、それぞれの特性について、本全体に記述があります。

A コミュニケーションの障害 →P36 ～ 43
B イマジネーションの障害 →P44 ～ 53
C 知覚過敏・タイムスリップ現象 →P62 ～ 63、P68
D 衝動性の制御の問題・その他 →P69
E 固執《こしつ》性（同一性保持の傾向）→P56 ～ 67

1
発達障害とは生きることの障害

発達障害は生来のものですが、
年齢によって困難や問題が変わってきます。
大人になり、社会に出てからは
職場でうまくいかないことが頻発します。
また、プライベートでも
恋人ができなかったり、家庭を維持できなかったり……。
ほとんどは自閉スペクトラム症によるものですが、
ADHDの場合や、両者を合併している場合もあります。

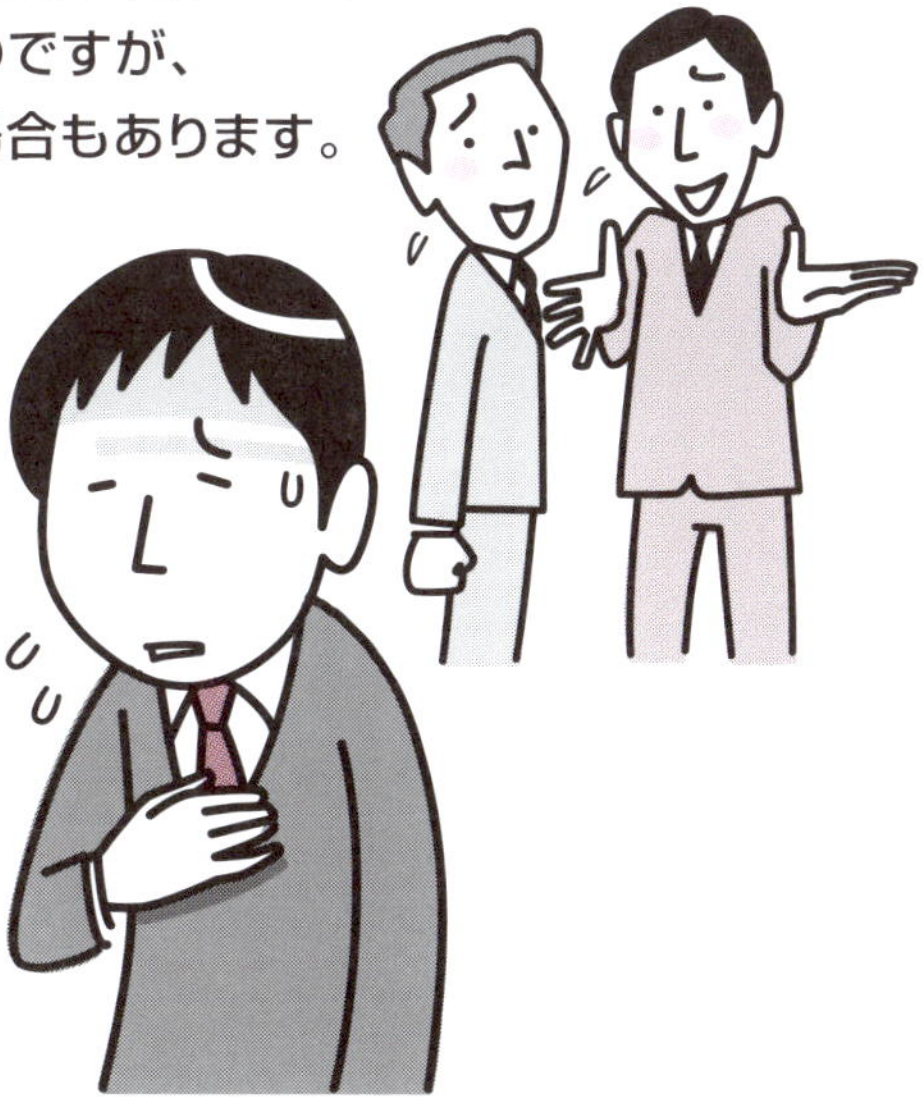

生きづらさ①

発達障害がもたらす困難と問題は多岐にわたる

発達障害があると、さまざまな領域で困難や問題をもたらします。しかし、本人はなぜうまくいかないのか理由がわかりません。それがさらに問題を深刻にさせます。

生きづらさは大人になるほど深刻に

発達障害は生来のものですから、困難や問題は多少なりとも子ども時代からありました。ただ、成長とともに社会生活の範囲が広がるので、深刻になっていきます。

ことに対人関係がうまくいかず、恋人ができない、結婚しても家庭を維持できない、仕事は失敗ばかり、コミュニケーションがとれないなどの問題が出てきます。

不当な評価につながってしまう

発達障害のある人は、本来もっている力がうまく発揮できていません。そのため、職場で不当に低く評価されてしまいます。

困難や問題は多い

発達障害があるために、さまざまな困難や問題に苦しみます。生きづらさから、うつ病などを合併したり、うまくできない自分への評価が下がってしまうこともあります。

- うつ病などを合併
- 家庭生活の困難
- 対人関係をうまくつくれない
- 自己評価の低下、自尊心の傷つきやすさ
- 職業・学業でのトラブルや困難
- 反社会的な行動（一部）

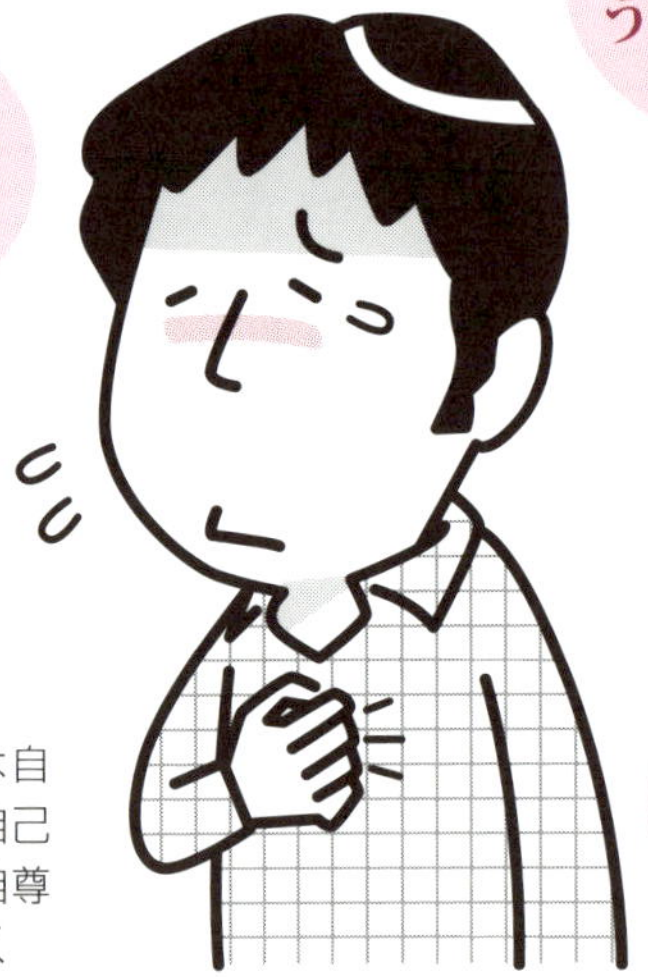

「生きづらいのは自分のせいだ」と自己評価が下がり、自尊心が傷ついていく

困難や問題の関連のしかた

発達障害はさまざまな困難や問題と関連しています。発達障害の特性による症状は、仕事や学業に支障をきたし、職業上の困難など、生きづらさにつながります。さらに、発達障害がベースになって、精神疾患を合併します。

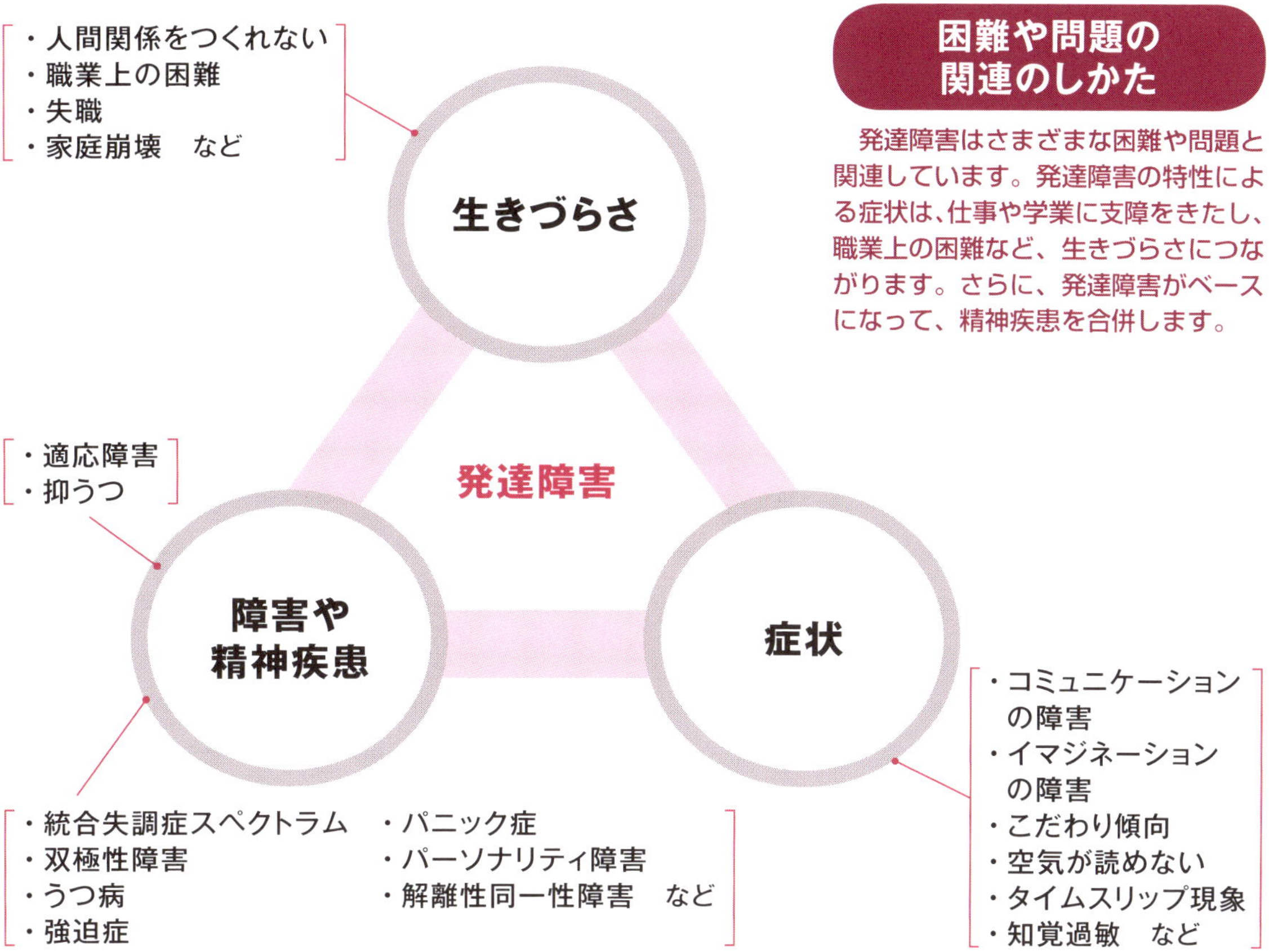
・人間関係をつくれない
・職業上の困難
・失職
・家庭崩壊　など
生きづらさ
発達障害
・適応障害
・抑うつ
障害や
精神疾患
症状
・コミュニケーションの障害
・イマジネーションの障害
・こだわり傾向
・空気が読めない
・タイムスリップ現象
・知覚過敏　など
・統合失調症スペクトラム
・双極性障害
・うつ病
・強迫症
・パニック症
・パーソナリティ障害
・解離性同一性障害　など

現代は、仕事を自分でつくりだせることが有能さの条件です。しかし、自閉スペクトラム症では、特性のひとつにイマジネーション(形のないものを思い浮かべる能力)の障害があるので、仕事を指示どおりに進めることができても、次に何が必要なのかが想像できません。その結果、「言われたことしかできない」「マニュアル人間」「気がきかない」といった評価につながってしまうのです。

本人の生きづらさは発達の特性によるもの

人はひとりでは生きていかれません。親密な関係をつくり、立場を自分と入れ替えること、気持ちを通じ合わせること、会話を楽しむこと、あるいは状況に臨機応変に対応することなどが、周りから要求されます。生きづらいのは、これらの力が足りないからです。

発達障害は、うつ病などさまざまな精神障害の発症を促し、生きづらさを強めることになります。

年代によって困難と問題は変わっていく

大人になってから発達障害に気づく人は少なくありませんが、じつは本人は子どものころから生きづらさを感じていたと言います。それぞれの年代ごとの困難や問題がありました。

乳幼児期には愛着が育ちにくい

発達障害ゆえの困難は、じつは乳幼児期からあり、不適切な養育の原因になっています。育児になじみにくい子どもに育っていくので、親は「育てにくい子ども」と感じてしまい、愛着が十分に形成されません。なかには、親のどちらか、あるいは両親に発達障害があり、そのため養育がうまくいかなかったケースもあります。

思春期には友達をつくりにくい

思春期は、自分と他人との関係が重要になってくる時期です。ところが、発達障害があると、言わなくてもいいことを言ってしまったり、空気が読めなかったりするので、友達を怒らせてしまいます。また、球技が苦手など不器用さもあります。

こうした特性のため、孤立したり、いじめのターゲットになったりします。ひきこもりや不登校の子どものなかに、発達障害があることがたいへん多いことがわかってきました。

自意識が出てくるので、自分はどこか人と違うという感情をもつようになります。

思春期には

- 友達ができない
- 誰でも知っている「暗黙のルール」がわからない
- 人との交流がうまくできない
- 空気が読めない
- 言わなくてもいいことを言って怒りをかう
- 不器用
- いじめの対象になることが多い
- 自分はどこか人と違うという意識をもつ（よい意味ではない）

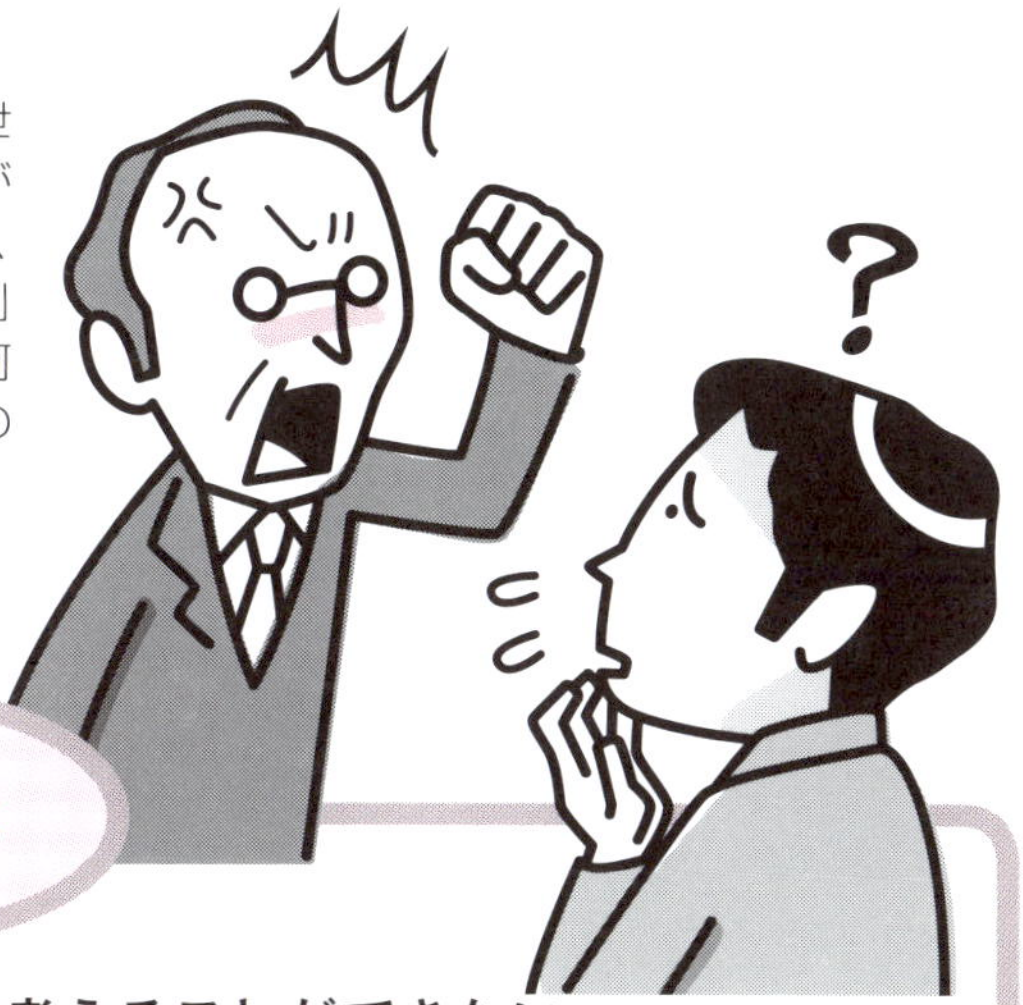

暗黙のルール、世間の常識、程度がわからないため、「常識で考えろ」と怒られても、何を考えればいいのか戸惑うばかり

青年期には

- 友達ができない
- 恋人ができない
- 人の気持ちがわからず、人間関係がつくれない
- 仕事が覚えられない
- 雑談ができない
- タイムスリップ現象が起こる
- 知覚過敏（音、光、嗅覚、触覚の過敏さ）がある

職場では

- 常識で考えることができない
- 臨機応変に対応できない
- ミスが多い
- 接客ができない
- 話し言葉がよくわからず、聞きとれない
- 環境が変わるとパニックになる
- 「あれ」「それ」などの指示代名詞や「適当に」などの程度がわからない

青年期には仕事上の困難も

それでも学生時代はなんとか送ることはできます。多少、場にそぐわないことを言っても「おもしろいやつだ」などと笑ってすまされることもありました。ところが、職場ではそうはいきません。

適切な会話ができないため、周囲を怒らせることがしばしば。仕事が覚えられない、臨機応変に対応できないなど、トラブル続きです。人の気持ちを読むことが苦手なので、恋愛や結婚がうまくいかないという問題もあります。

知覚過敏とタイムスリップ現象も

音や光に、また、嗅覚、触覚が過敏な人もいます。特に、音に過敏な人が多いようです。

また、過去の記憶が動画のように鮮明に再現されることがあります。タイムスリップ現象（→P62）といい、日常生活や仕事に支障が出ます。

発達障害とは

発達期に発症し、合併することが多い

近年注目されている発達障害。きちんと理解しているでしょうか。それぞれの特性から、大きく分けると五つになりますが、互いに合併することが多いのです。

発達障害は生来のもの

発達障害は大きく五つ。自閉スペクトラム症（ＡＳＤ）、ＡＤＨＤ（注意欠如・多動症）、ＳＬＤ（限局性学習症。本書では旧来の分類のＬＤ〈学習障害〉について述べる）、知的能力障害群、コミュニケーション障害群＊です。

個々の特性はありますが、そもそも発達障害とは何かというと、共通した四つの条件があります。

まず、発達期に発症することです。発達障害は生来のもので、二〇代になってから発症することはありません。ただ、軽症の場合には、成長してから気づかれることはあります。

社会に適応しづらい

二つめは、生活のさまざまな領域でうまくやる力を損なっていることです。軽症から重症までいずれの人も、学習、職業、家庭など社会生活の広い範囲にわたって、生きづらさが生じます。ただし、特性が現れても社会に適応できていれば、発達障害と診断されることはありません。

三つめは、年齢によって症状と課題が変わることです。これはすでに述べてきました。

四つめは、最軽症から最重症までのスペクトラムであることです。スペクトラムとは連続体という意味で、どこからどこまでが軽症などと区分できないのです。

発達障害とは

発達障害には、４つの条件があります。

1 発達期に発症する
学童期までが目安

2 生活機能を損なう
適応の障害がある

3 年齢によって症状と課題が変わる
→Ｐ12

4 最軽症から最重症までのスペクトラム
軽いと見落としやすい

＊自閉スペクトラム症のコミュニケーション障害とは別。

発達障害は合併する

自閉スペクトラム症は、ほかの発達障害と合併しやすいのです。ＬＤは年齢とともに改善していくことが多く、知的能力障害は幼少期から対応されているので、大人になって問題になるのは、軽症の自閉スペクトラム症とＡＤＨＤです。

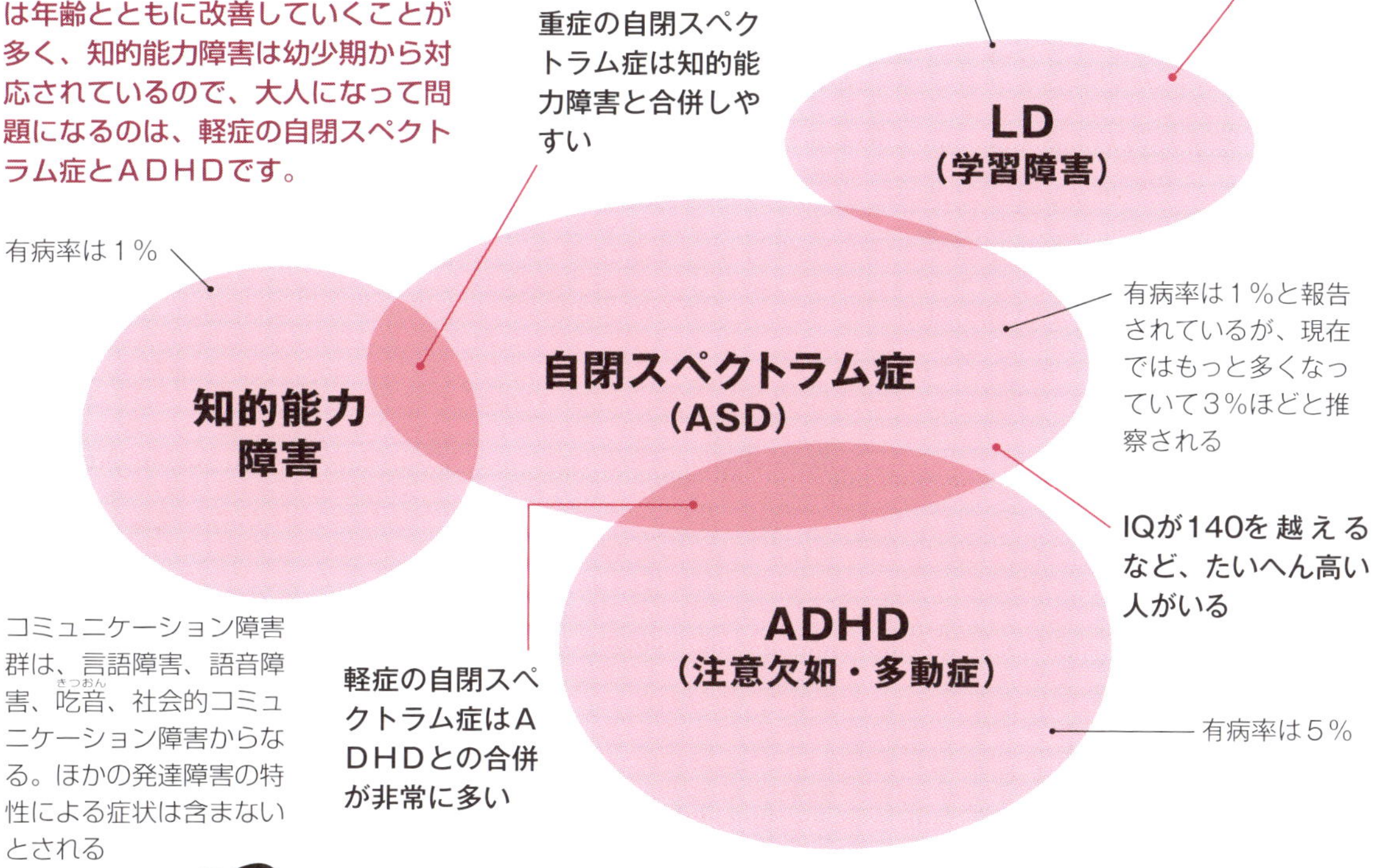
有病率は
５～15％
読み、書き、計算ができない。軽症の場合は成長とともに改善している
LD
（学習障害）
重症の自閉スペクトラム症は知的能力障害と合併しやすい
有病率は１％
知的能力
障害
自閉スペクトラム症
（ASD）
有病率は１％と報告されているが、現在ではもっと多くなっていて３％ほどと推察される
IQが140を越えるなど、たいへん高い人がいる
ADHD
（注意欠如・多動症）
有病率は５％
コミュニケーション障害群は、言語障害、語音障害、吃音《きつおん》、社会的コミュニケーション障害からなる。ほかの発達障害の特性による症状は含まないとされる
軽症の自閉スペクトラム症はＡＤＨＤとの合併が非常に多い

発達障害は増えたというより見落とされてきた

野口英世は、進行性マヒの脳のスライドを二〇〇枚集めて調べていたら、最後の一枚に原因となるスピロヘータを発見しました。ところが以前のスライドを見直したら、ほとんどにスピロヘータが見つかったのです。

近年、発達障害が増えているといわれる事情もこれと同じ。意識して見ないと見落とされるということです。発達障害が注目されるようになると、これまで診断されていなかった人のなかにも、次々に発達障害があることがわかっていきました。つまり、発達障害じたいが増えているわけではないのです。

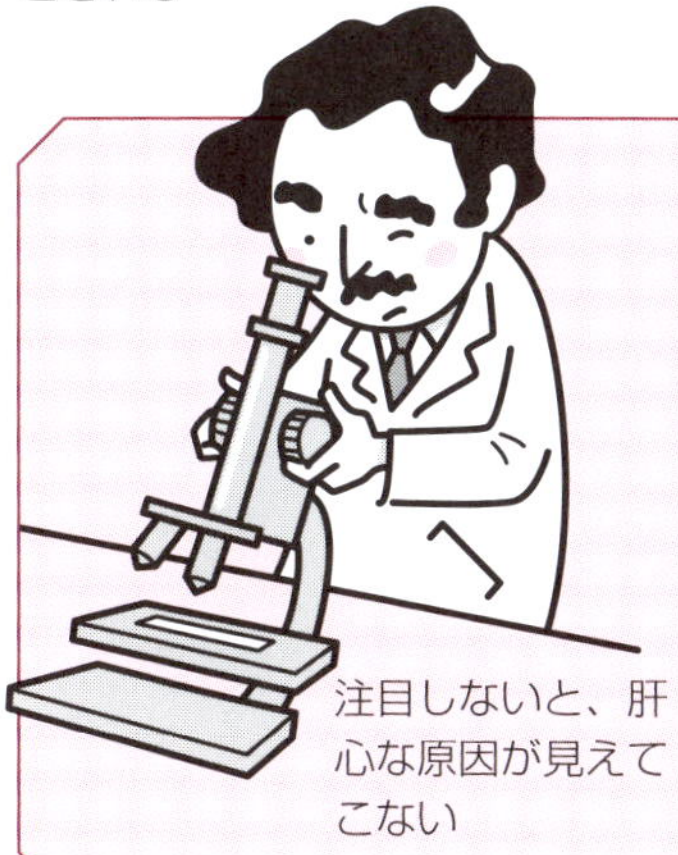
注目しないと、肝心な原因が見えてこない

原因

情報の入力・処理という脳の機能に困難がある

発達障害の原因は、脳の働きが、ほかの多くの人と異なっていることです。自閉スペクトラム症では、情報の入力と処理がうまくいかないという本質的な特性があります。

情報の入力とは

ものを見ると、光を網膜が取り込みますが、それは単なる光の集まりにすぎません。脳の中で処理されて、物体のかたち（ありよう）として受け取り、さらに脳の情報処理が進み、そこになんらかの意味づけがされます。

ものを見る
↓
光の情報として脳に入る
↓
物体としてとらえる
↓
なんらかの意味を付与する

ここができない

発達障害があると、情報処理が困難。入力された情報に物体以上の意味を与えられない

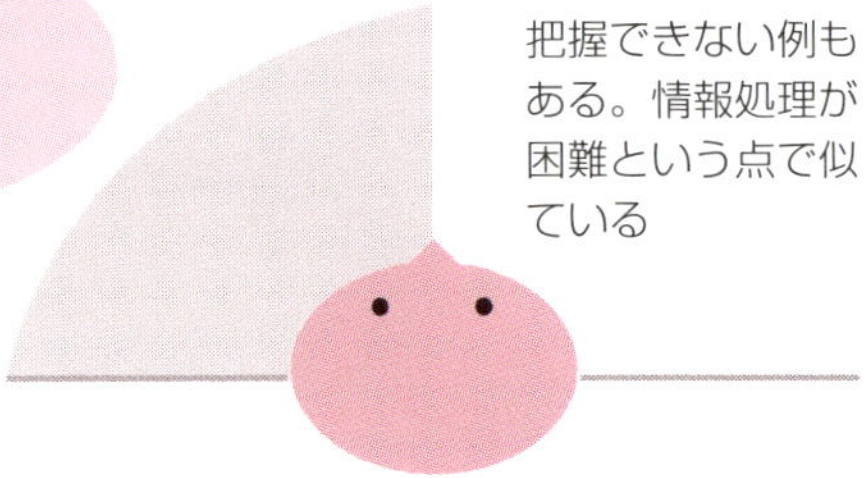

脳卒中の後遺症などで、見えていても世界の半分だけ把握できない例もある。情報処理が困難という点で似ている

脳の機能の一部がうまく働いていない

発達障害の原因について、以前は、親の育て方のせいだと思われていたのですが、それは誤りだとわかっています。

発達障害の原因は、まだ完全にわかってはいませんが、脳の機能に本質的な特性があるようです。なぜ脳の機能が多くの人と異なっているのかは不明ですが、遺伝的な要素が関係しているとも考えられています。そのほか、いくつかの原因が研究されています。

入力された情報を処理する際の障害

情報は脳に入力され、処理されて、はじめて意味をもちます。

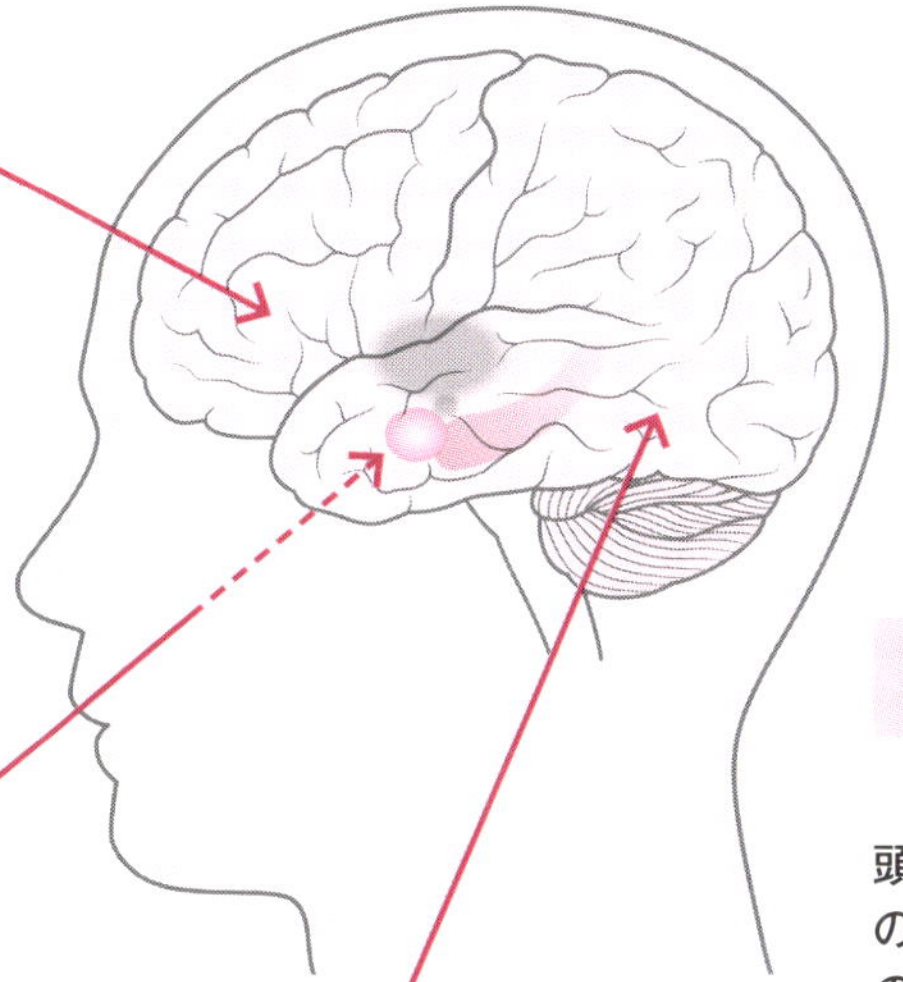
眼窩前頭野
状況を読む、人の気持ちを推測するなど
扁桃体
感情のコントロールなど
側頭葉
言語の理解など

考えられる原因

発達障害は脳の機能に特性があることはわかっていますが、ではその原因は何かということは、まだ解明されていません。遺伝的要因と出生時の環境とが、相互に作用しているのではないかと考えられています。

①脳の機能

発達障害のある人は、扁桃体《へんとうたい》、眼窩前頭野《がんかぜんとうや》、側頭葉の働きが弱いことがわかっています。これらの部分は、社会生活を送るうえで欠かせない、人の気持ちを推し量る、状況を読む、感情をコントロールするといった働きに関係し、「社会脳」とよばれることもあります。

②遺伝的要因？

遺伝子が同じ一卵性双生児では、二卵性双生児より自閉スペクトラム症を発症しやすいという研究があります。ただ、どの遺伝子が関与しているかは不明です。

③周産期の環境？

出生時の父母が高年齢、妊娠中の出血、極低出生体重児（1500g未満）、出生後の頭部外傷などが関与しているともいわれています。

自閉スペクトラム症では、情報を入力して処理するときの障害があると考えられます。特に話し言葉の理解や、メタメッセージ（↓P38）、状況の意味、人の気持ちなどの、目に見えないものを想像することに困難があります。

こうした情報は多くの人は「社会脳」とよばれる領域で処理するのですが、発達障害があると、社会脳の機能がうまく働いていないと考えられます。

入力の障害はほかにも影響する

入力の障害があると出力にも影響します。場にそぐわないことを平気で言ったりします。「学習」というフィードバックが得られないためです。失敗したり、誰かを怒らせたりしたとき、その理由を説明されて、そのときはおさまったことがあっても、また同じことをします。周囲の人は、そのつど、失敗や怒りの理由を説明しなくてはなりません。

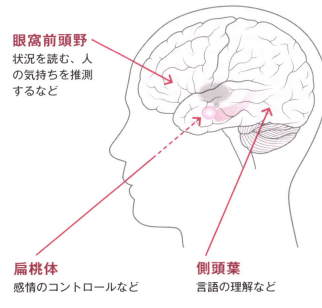

従来の自閉症とアスペルガー障害のこと

大人になってから家庭や職場でうまくいかない発達障害のほとんどは、軽症の自閉スペクトラム症です。子どものころには気づかれなかったため、これまで何も対応されてこなかったのです。

自閉症とアスペルガー障害は連続している

自閉スペクトラム症は、DSM-5（精神疾患の診断・統計マニュアル）で挙げられている診断名で、従来の自閉症とアスペルガー障害が含まれています。

これまで長い間、アスペルガー障害と自閉症はどう違うかということが議論になってきました。ようやく議論に決着がついて、この**二つには境界線がない**とされました。基本的な症状は同じで、軽症と重症との差というわけです。そこでスペクトラム（連続体）という考え方になったのです。

ただ、自閉スペクトラム症という名称の「自閉」という言葉は適切ではないでしょう。自分を閉ざしてはいないからです。

軽症といっても問題が軽いわけではない

大人になってから生きづらくなり、「自分はアスペルガー障害ではないか」などと**受診してくる人は、ほとんど軽症の自閉スペクトラム症**です。大人の自閉スペクトラム症は軽症の人が非常に多く、

自閉スペクトラム症の診断基準＊

A　複数の状況で社会的コミュニケーションおよび対人的相互反応における持続的な欠陥があり、現時点または病歴によって、以下により明らかになる

1. 相互の対人的－情緒的関係の欠落
2. 対人的相互反応で非言語的コミュニケーション行動を用いることの欠陥
3. 人間関係を発展させ、維持し、それを理解することの欠陥

B　行動、興味、または活動の限定された反復的な様式。以下の少なくとも2つにより明らかになる

1. 常同的または反復的な身体の運動、物の使用、または会話
2. 同一性への固執、習慣への頑ななこだわり、または言語的、非言語的な儀式的行動様式
3. 強度または対象において異常なほど、きわめて限定され執着する興味
4. 感覚刺激に対する過敏さまたは鈍感さ、または環境の感覚的側面に対する並外れた興味

C　症状は発達早期に存在している（社会的要求が能力の限界を超えるまでは症状は完全に明らかにならないかもしれないし、その後の生活で学んだ対応の仕方によって隠されている場合もある）

D　その症状は、社会的、職業的、または他の重要な領域に障害を引き起こしている

＊『DSM-5　精神疾患の診断・統計マニュアル』p 49-50／日本精神神経学会（日本語版用語監修）、髙橋三郎・大野裕（監訳）／医学書院、2014より各項例示および「E」省略

スペクトラム（連続体）とは

自閉スペクトラム症は軽症から重症の連続体です。近年は軽症の人が多く見つかっています。誤解されがちですが、軽症だからといって問題が軽いわけではありません。適応の障害などは、重症の人より軽症の人のほうが問題になることは、専門医の間ではよく知られています。

症状

重症　　中等度　　軽症

自閉スペクトラム症

自閉症
社会性、想像力、コミュニケーションに障害がある。知的能力障害がない例を高機能自閉症とよんでいた

⇔ 特性は同じ
生きることに困難がある

アスペルガー障害
自閉症と同じ特性があるが、言葉の発達に遅れがない

発見時期

重症だと早く見つかる

学童期以前 → 中学 → 高校 → 大学 → 社会人

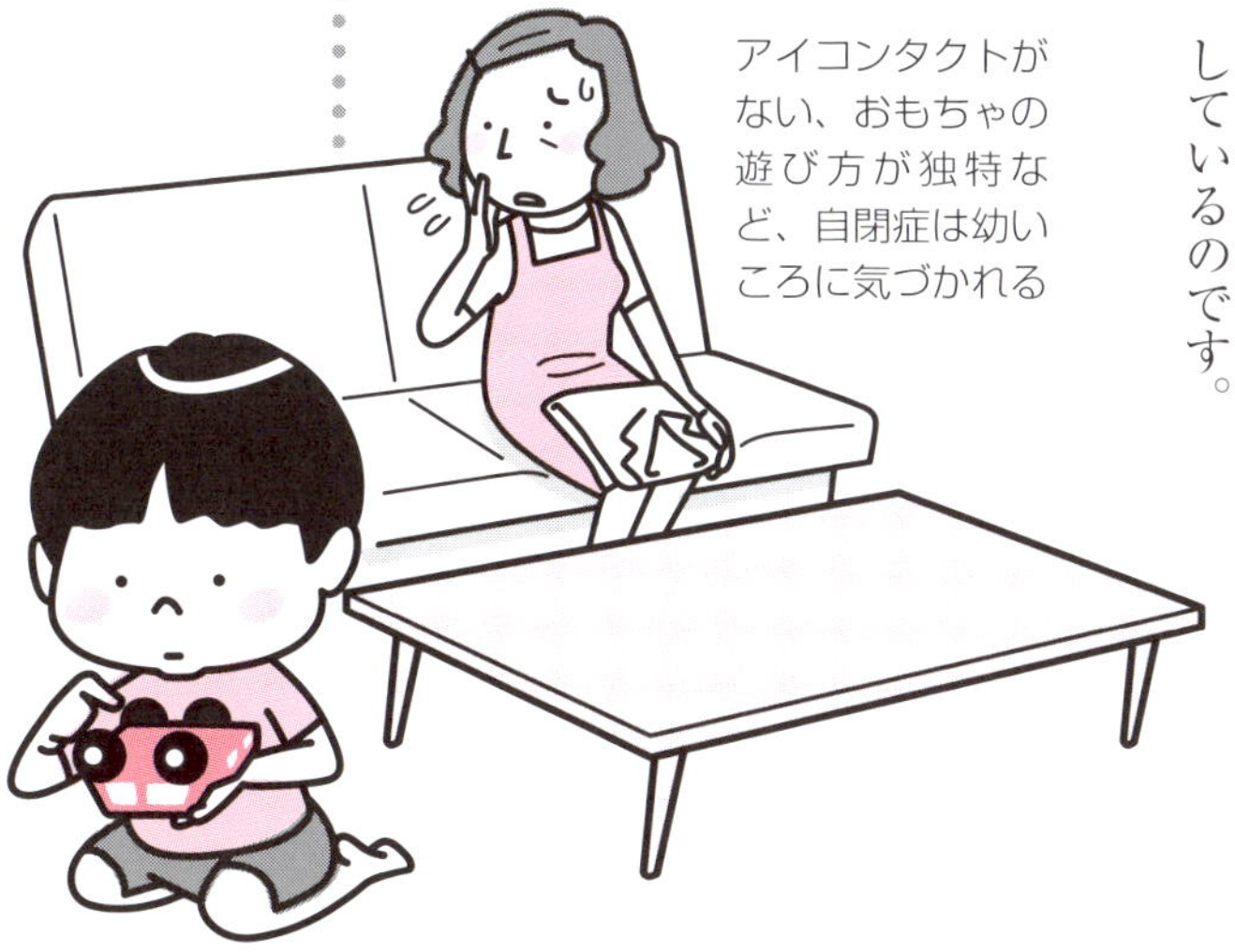

アイコンタクトがない、おもちゃの遊び方が独特など、自閉症は幼いころに気づかれる

臨床現場では軽症対重症例は三〇対一ぐらいの印象です。

軽症といっても、本人の問題や困難はけっして軽いものではありません。これまで発達障害があることに気づかれていないので、療育などを受けていません。原因も対応法もわからずに戸惑い、悩んでいます。大学生や社会人になってから、さまざまな不適応を起こしているのです。

自閉スペクトラム症②

障害の度合いや特性は一人ひとり違う

DSM-5による自閉スペクトラム症の診断基準はわかりにくいでしょう。ここで、特性として、まとめ直してみました。これらの特性の現れ方は、人によって異なります。

特性は大きく三つととらえた

精神科の現場ではＤＳＭはスタンダードな診断基準です。ところが、その記述はたいへんわかりにくいと言わざるをえません。

例えばＡの「相互反応における持続的な欠陥」とはどういうことでしょうか。「社会的コミュニケーション」といっても、文章、話し言葉、書き言葉、音声など、さまざまなものが入ります。Ｂの「限定された反復的な様式」も、難しい表現です。

そこで、本書ではＤＳＭ－５をもとにして、左記のようにまとめました。自閉スペクトラム症の特性としては、大きく三つ。コミュニケーションの障害とイマジネーションの障害、同一性保持の傾向です。そのほかにもいくつかの特性が挙げられます。

これらのすべてがひとりの人に見られるわけではなく、一人ひとり症状や程度は異なります。

社会生活に支障がない場合は、発達障害とはいいません。例えば、アインシュタインは自閉スペクトラム症だったといわれますが、現代の概念からすると、発達障害とはいえません。社会的に成功し、尊敬もされているので、適応の障害はないわけです。

そのほかの特性

0か1の思考（論理的に考える）
ものごとを白か黒かでとらえるデジタル的な思考

驚異的な記憶能力
見たままを記憶する

知覚過敏
音、光、触覚、嗅覚が過敏

衝動性
怒りを抑えられない

自閉スペクトラム症の特性

自閉スペクトラム症の特性は人によってさまざまな現れ方をしますが、根本にあるのは、幼児期から見られる、入力・処理の障害（→P16）です。

(DSMでは)
社会的コミュニケーション
および相互反応に
おける持続的な欠陥

(DSMでは)
限定された
反復的な様式の
行動、興味、活動

コミュニケーションの障害

・話し言葉の理解が困難
・メタメッセージ（言語以外のメッセージ）が受け取れない

イマジネーションの障害

・展開を予想できない
・全体の中の位置づけができない
・関わる人の気持ちがわからない
・タイムトラベルができない（→ P46）

例えば

準備ができない

今やっていること → 次にやるべきこと

同一性保持の傾向

・固執《こしつ》傾向（こだわり）
・変化に対する抵抗
・相手の立場に立てない

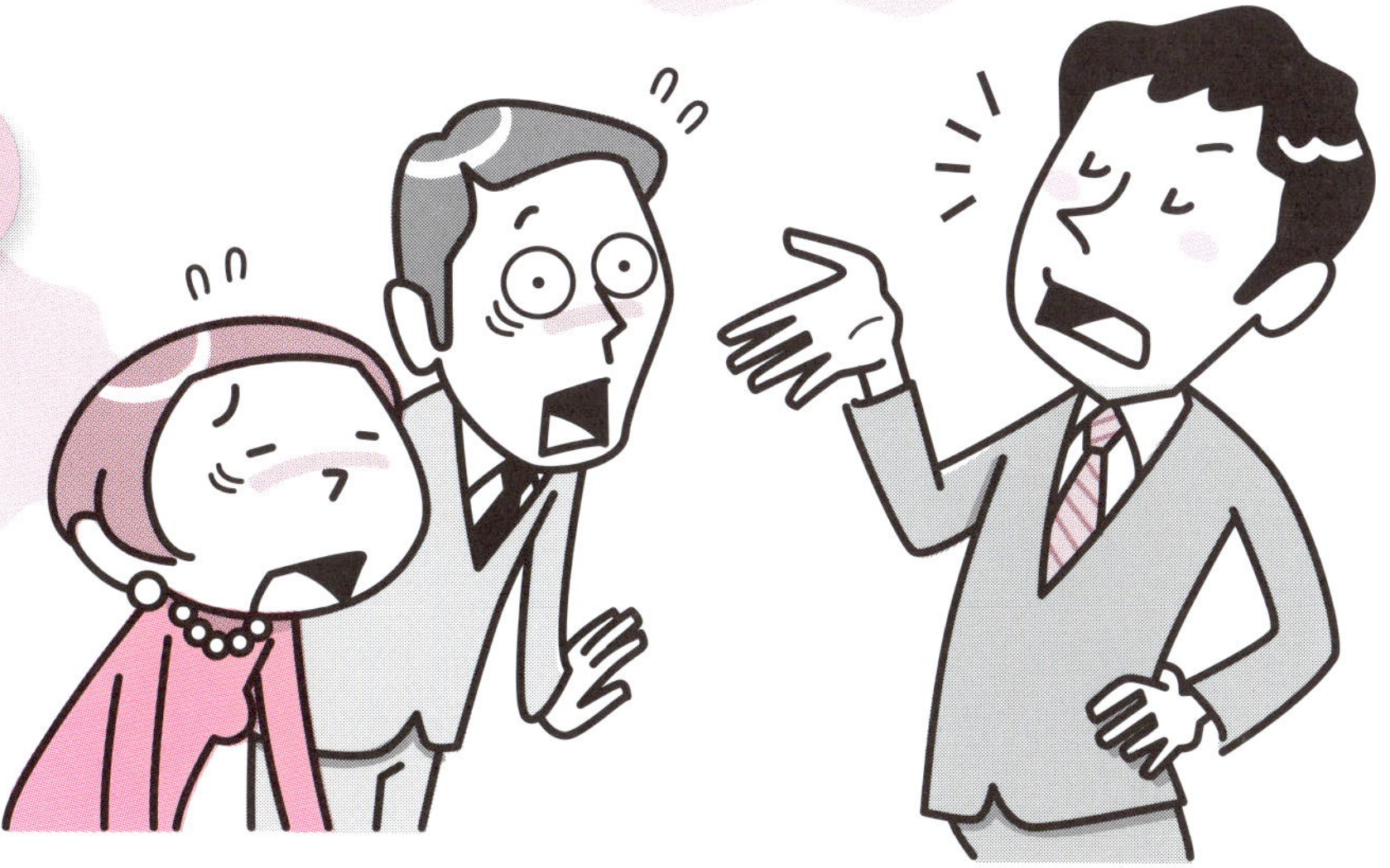

人にどう受け取られるかなどを想像できず、自分なりのルールを強く主張する人もいる

ADHD

大人になると消えてゆく症状もある

職場で問題をかかえているのは軽症の自閉スペクトラム症のほか、ＡＤＨＤの人もいます。主に四つの特性がありますが、そのうちの二つは大人になるにつれ、徐々に目立たなくなります。

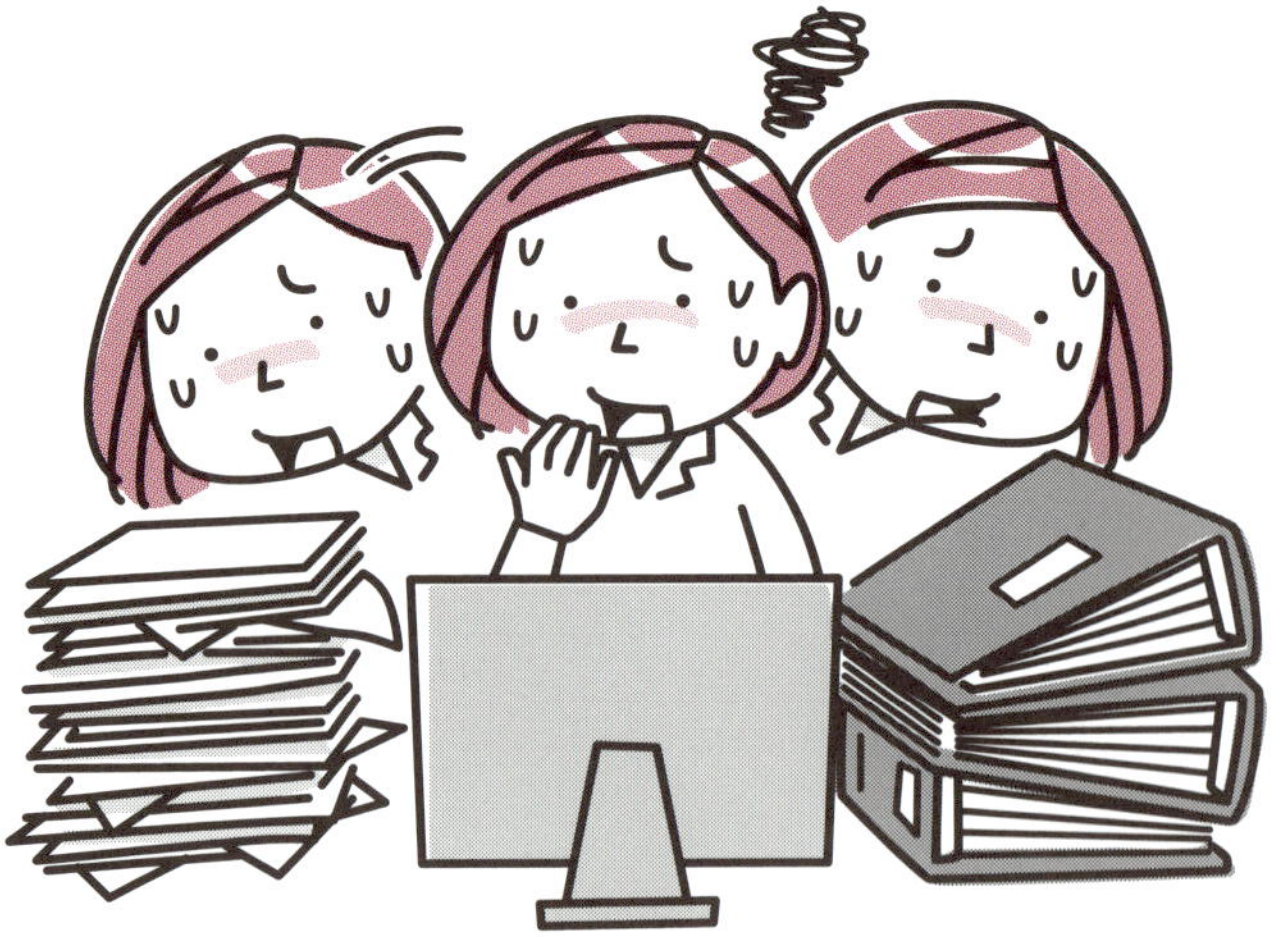

ADHDの印象は、間に合わない、片づけられない、ミスが多い。本人は、優先順位がつけられないので何から手をつけていいかわからず、つい先送りする

多動性と興奮性は目立たなくなる

ＡＤＨＤには主に23ページのような四つの特性があります。

大人のＡＤＨＤでは多動性と興奮性が目立たなくなってきて、不注意、衝動性が残ります。

多動性では、順番が待てなかったり、姿勢を保てなかったりします。職場に適応できている人は、思考が活発になり、アイデアが生まれるなど、プラス面に現れることもあります。

興奮性は、感情が高ぶりやすい、怒りやすいといったかたちで現れることもあります。感情のコントロールが苦手です。ギャンブルやアルコールなどへの依存も興奮性に関係しています。

不注意は持続し特に女性に多い

不注意は職場ではトラブルのもとになります。ケアレスミスが頻発し、何度も同じミスをくり返します。気が散りやすく、関心があることには熱中するけれど、難しいことには集中が続きません。

忘れ物やなくし物が多く、整理整頓が苦手です。

多動はほとんど目立たないときには、ＡＤＨＤ（Attention Deficit Hyperactivity Disorder）のHを抜いてＡＤＤということもあります。

衝動性は混沌とした状態

衝動性というより、「混沌性」や「秩序崩壊」というほうが合っ

4つの特性

大人のＡＤＨＤでも特性は子どものＡＤＨＤと同じですが、目立たなくなるものがあります。持続する特性でも、子ども時代とは違ったかたちで現れます。

多動性

子どものころの落ち着きのなさは減少するが、大人になっても、体をゆらしていたり、すぐに席を立ったりするなどで残っている。口の多動としてのおしゃべり、人の話を聞けないのも多動性のひとつ。

➡ **成人では減少**

不注意

大人でも見られる特性。ミス、片づけられないなど、職場では問題になることが多い。ひとつのことにしか注意が向けられず、集中力も持続しない。特に女性のＡＤＨＤでは不注意が強い。

➡ **成人でも持続**

興奮性

上司や同僚と衝突したり、少し批判されただけでキレたりする。「瞬間湯沸かし器」などとよばれるのはこの特性による。ゲームへ過度に熱中したり、アルコールなどへ依存するのも興奮性のひとつ。

➡ **成人では減少**

衝動性

無計画、無秩序。段取りを立てることができず、思考をまとめられない。締め切りはわかっていても、つい先送りしてしまい、好きなことや目についたことから始めてしまう。片づけができない。

➡ **成人でも持続**

ています。頭の中が混沌として思考をまとめられません。計画が立てられず優先順位がつけられません。片づけができません。

やるべきことを先送りして、間に合わなかったりします。最初のアクションを起こせないためで、これを本書では「初動障害」とよんでいます。遅刻が多いのも、このためです。

精神疾患や他の発達障害との合併も

ＡＤＨＤでは、子どものころから親や教師に叱られることが多くありました。活発で外交的な外面の下で、傷つき、自尊心が低下している人が多いのです。そのため、うつ病などと合併することもあります。

自閉スペクトラム症との合併も多くあります。

ＡＤＨＤには薬物療法の効果が期待できます（→Ｐ86）。周囲に困っている人がいたら、ぜひ受診をすすめてください。

多くの精神疾患に発達障害が関わっている

発達障害はそれ自体の特性や症状が困難や問題のもとになりますが、精神疾患を合併することも、困難につながります。別の精神疾患を合併していないか、見直しが必要な場合があります。

精神疾患や障害の根底に発達障害を考える

多くの精神疾患の根底に自閉スペクトラム症があり、合併していることが、近年明らかになってきました。

すでに診断されている場合、合併している精神疾患への薬物療法のほか、発達障害への対策も講じなければなりません。

また、発達障害がある場合、二次障害として精神疾患を発症しないよう予防的な配慮も必要です。

一方、発達障害だったのに、別の精神疾患と誤診されていることもあります。

薬を飲んでも改善しない場合、本当は発達障害ではないか、診断を見直す必要があります。

関わり方

発達障害は、ほかの精神疾患との関連を考えていく必要があります。合併していることが多く、治療法や対応に影響します。また、誤診も少なくありません。

合併

発達障害、とりわけ自閉スペクトラム症をベースに、二次障害として、さまざまな精神疾患・障害を合併していく。うつ病や統合失調症、強迫症、不安症などの精神疾患との合併、パーソナリティ障害との合併もある

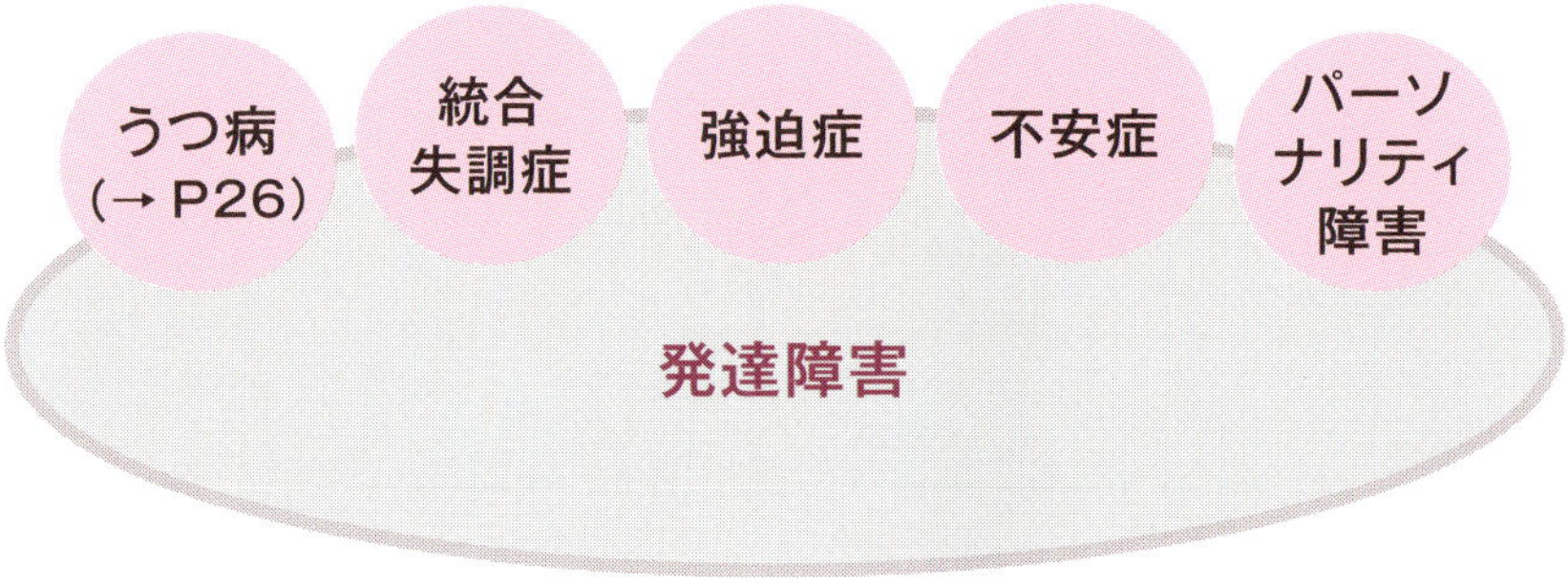

誤診

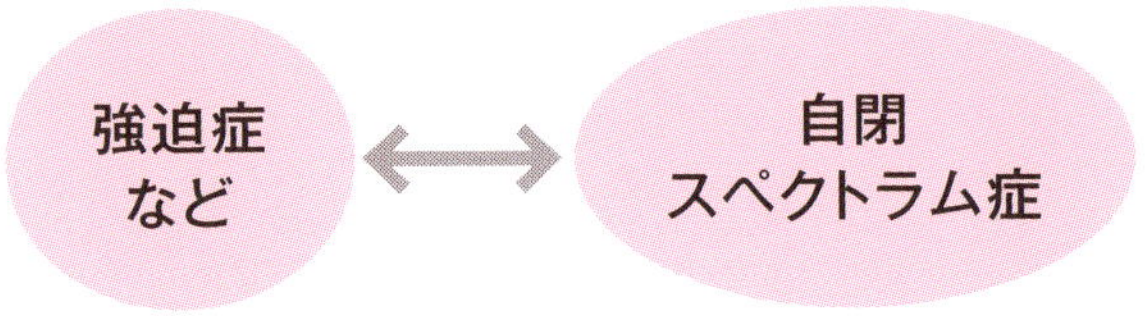

自閉スペクトラム症は、強迫症、パニック症、統合失調症などと誤診されることがあるので要注意

パーソナリティ障害

それぞれに影響のしかたが異なりますが、自閉スペクトラム症にパーソナリティ障害が合併していくケースは多くあります。

自閉スペクトラム症

コミュニケーションの障害があるため、乳幼児期から親との愛着関係が育ちにくい

↓

成長の過程で

記憶力のよさなどから、特別な能力を親から期待される。自尊心が肥大化する一方、常に挫折感をもってしまう

↓

自己愛性パーソナリティ障害

診断基準を満たさない程度のごく軽症の自閉スペクトラム症と合併していることが少なくない

↓

成長の過程で

本人は寂しさを抱えているが言葉にできず、状況の意味を読みとることも苦手なので、人間関係がつくれない

↓

境界性パーソナリティ障害

無視できない程度の頻度で、軽症～中等度の自閉スペクトラム症と合併する

統合失調症

自閉スペクトラム症があると、統合失調症の陽性症状とよばれる幻覚や妄想のような症状が現れることがあります。タイムスリップ現象（→P62）という、幻覚のような症状ですが、多くはストレスが高じたための一過性の症状です。意欲の低下などの陰性症状は出現しないので、統合失調症とは違うことがわかります。

強迫症

自閉スペクトラム症では、家を出るまでの順番が決まっているなど儀式や観念強迫のような行為や、ひんぱんに手を洗うなどの不潔恐怖のような行為が多く現れます（→P29）。強迫症では、本人がその行為をやめたいと思っていることが、発達障害との違いです。ADHDでは、ミスを出さないように確認恐怖が起こることがあります。

不安症

不安症のなかでもパニック症との合併や誤診があります。自閉スペクトラム症では、突然の変化に対応できず、パニックになることがあります。この場合のパニックはパニック発作とは異なり、混乱、動転といったものです。

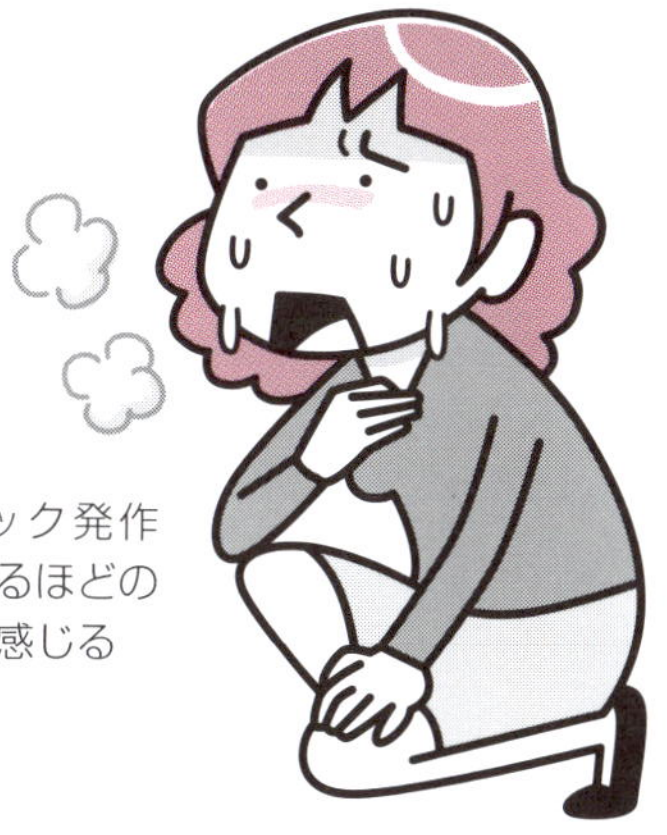

不安症のパニック発作は、死を意識するほどの身体的な苦痛を感じる

関連疾患②

二次障害として うつ病を起こしやすい

「私は発達障害かもしれない」と受診する人が増えている一方、抑うつ症状を訴えて受診してくる人のベースに、自閉スペクトラム症などの発達障害が見つかることがあります。

叱責、自己否定感が うつ病につながる

　発達障害を一次障害とすると、二次障害としてうつ病を発症することがあります。

　職場での失敗から、叱責されてばかりいると、「自分はダメだ」「役に立たない人間だ」などと自己否定感が強くなっていきます。「なぜこれくらいのことができない?」などと周囲に理解されないことも大きなストレスで、しかも、そのストレスは日々続きます。発達障害は目に見える障害ではないので、周囲の人には、「なぜこれくらいのことができないのか」「怠けているのか」と誤解されがちです。

　対人関係でトラブルを起こす

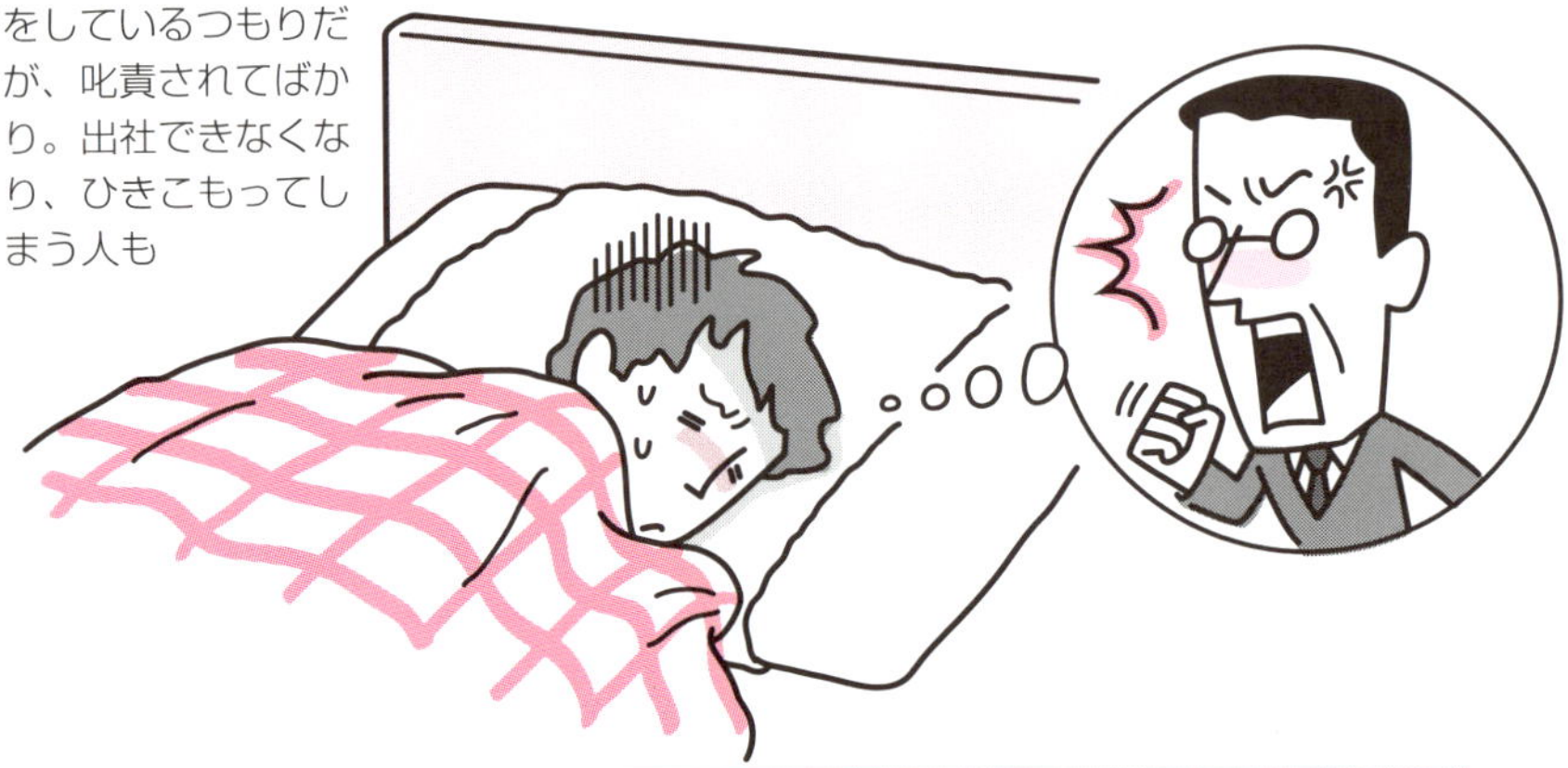

本人は一生懸命仕事をしているつもりだが、叱責されてばかり。出社できなくなり、ひきこもってしまう人も

うつ病を二次障害と見分けるのは困難

　一次障害である発達障害に気づかれない理由には、発達障害が児童精神科医にゆだねられていることがあります。子どものころに発達障害とわかるのは重症の人です。児童精神科医は軽症の人をみていません。そもそも受診してこないのです。

　ところが軽症の人は、大人になって職場や家庭で困難をかかえるようになり、抑うつ症状から精神科を受診します。うつ病と診断されるでしょうが、ベースにある発達障害の診断は困難です。精神科医はこれまで発達障害に接することが少なかったうえ、その人の子ども時代をみていないことが、さらに診断を難しくしています。

と、「わがまま」「傲慢《ごうまん》」などと思われることもあります。

けっして怠けているわけではないし、わがままを言っているつもりもないのに、こうした評価をされると、挫折感をもつようになってしまいます。

発達障害のある人の多くは、本来まじめな性格ゆえ、「失敗してはいけない」と緊張するようになります。それでも失敗することはあります。挫折感に加え、「自分のせいだ」と自責感が強まったり、「どうしてうまくできないのだろう」と無力感にとらわれたりします。こうした感情から、うつ病につながっていきます。

合併しているのか見分けることから

うつ病だけを発症しているのか、一次障害として発達障害があったのか——見分けるのは簡単なことではありませんが、しっかり見分けることが大切です。

抑うつ症状のために社会に出られないのか、発達障害の特性のために社会に適合できないのか、中心となる問題点をしぼります。発達障害の特性のためより、うつ病のために社会に出られない人もいるからです。

そのうえでうつ病の治療をおこないます。発達障害を合併している場合には、社会技能訓練などの精神療法をすすめます。発達障害ゆえの問題や困難を軽減させるよう、しっかり対策を立てましょう。たとえ薬物療法などでうつ病が回復しても、一次障害である発達障害に対応しないと、うつ病が再発する可能性が高くなります。

うつ病の治療

うつ病の治療では休養をとることが治療の第一歩です。薬物療法で症状を軽減させてから、発達障害の特性に対応した精神療法をおこなっていきます。ただし、非定型うつ病には、下記の薬物は効きません。

休養

- 睡眠をしっかりとる
- 食事を三度、きちんととる
- 生活リズムを整える

＋

薬物療法

- SSRI
  フルボキサミン、パロキセチン、セルトラリンなど
- SNRI
  ミルナシプラン、デュロキセチン、ベンラファキシンなど

＊一般名を挙げた

＋

精神療法

- 社会技能訓練（ロールプレイング）→P 88
- コーピング（告知やアドバイス）→P 88

〈発達障害を知る〉 ケーススタディ①

自分は周りの人と違っている という違和感がある

相談者：本人（Aさん）

勉強はできたほうで一流大学を卒業し、就職もできました。ところが同僚とのコミュニケーションがうまくいきません。相手が何を伝えようとしているのか、わかりにくいのです。子どものころから、自分は周りの人と違っていると感じていました。会社では「どうしてこんなことがわからないの」と叱られてばかり。指示を受けても話が頭に入らないし、ミスが多いし。周囲の人からバカにされています。最近は眠れなくてつらいです。

診察の経緯と結果

かつて統合失調症と診断されたことがあるようです。しかし、妄想や幻聴などはありません。本人の話す内容からは発達障害ではないかと考えられました。そこで、WAIS（→P85）をおこない、その結果と問診の内容から、自閉スペクトラム症と診断しました。

▶その後

本人に告知したところ、「今までずっと違和感があると悩んできました。でもようやく、その謎がとけました」と言っていたのが印象的でした。これから、日常生活での具体的な対処法を学んでいくことにしました。

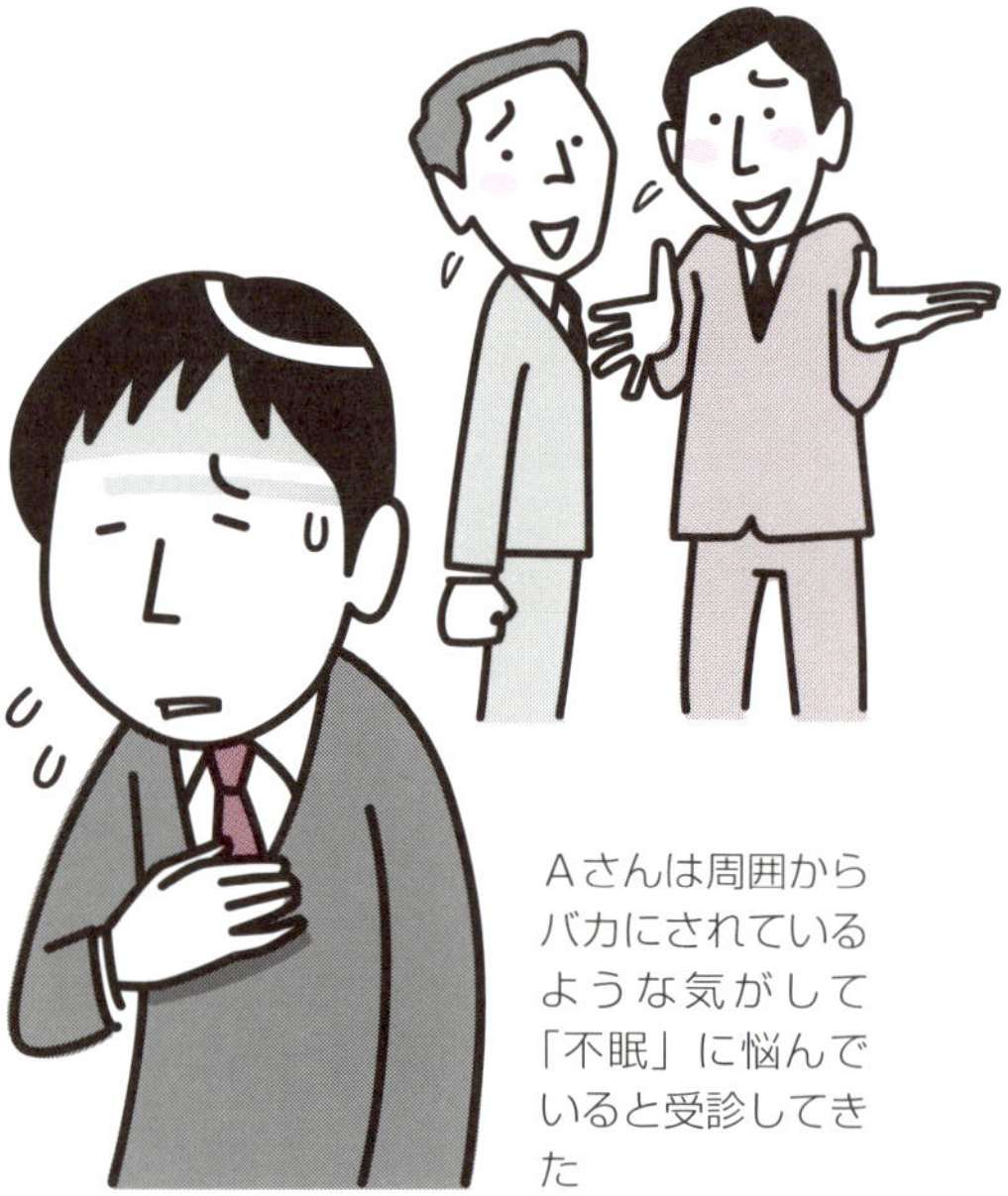

Aさんは周囲からバカにされているような気がして「不眠」に悩んでいると受診してきた

〈発達障害を知る〉 ケーススタディ②

強迫症と診断されていたが、もともと発達障害があったのでは?

相談者：本人（Bさん）

４年前から、外の汚れを落とす儀式（不安を消すための一連の行為）と手洗いをやめられません。重度の強迫症と診断され、すでに何度か入院したことがあります。もしかしたら自分は発達障害なのかもしれないと気づいたのは、大学の勉強についていけなくなったからです。大学は中退しました。暗記だけでは試験ができないし、文章を読んでも文脈がわかりません。人の気持ちも阿吽の呼吸もわからない。過去のいやな体験が突発的に思い出され、怒り、興奮して、暴力をふるってしまいます。

診察の経緯と結果

父親に暴力をふるっていました。父親に本人の様子を聞くと、まじめだが、がんこで自分が決めたルールにこだわる傾向が強いとのこと。会話のピンポンが続かず、理詰めでないと理解できないそうです。本人の訴えと父親の話から、自閉スペクトラム症が根底にあることがわかりました。

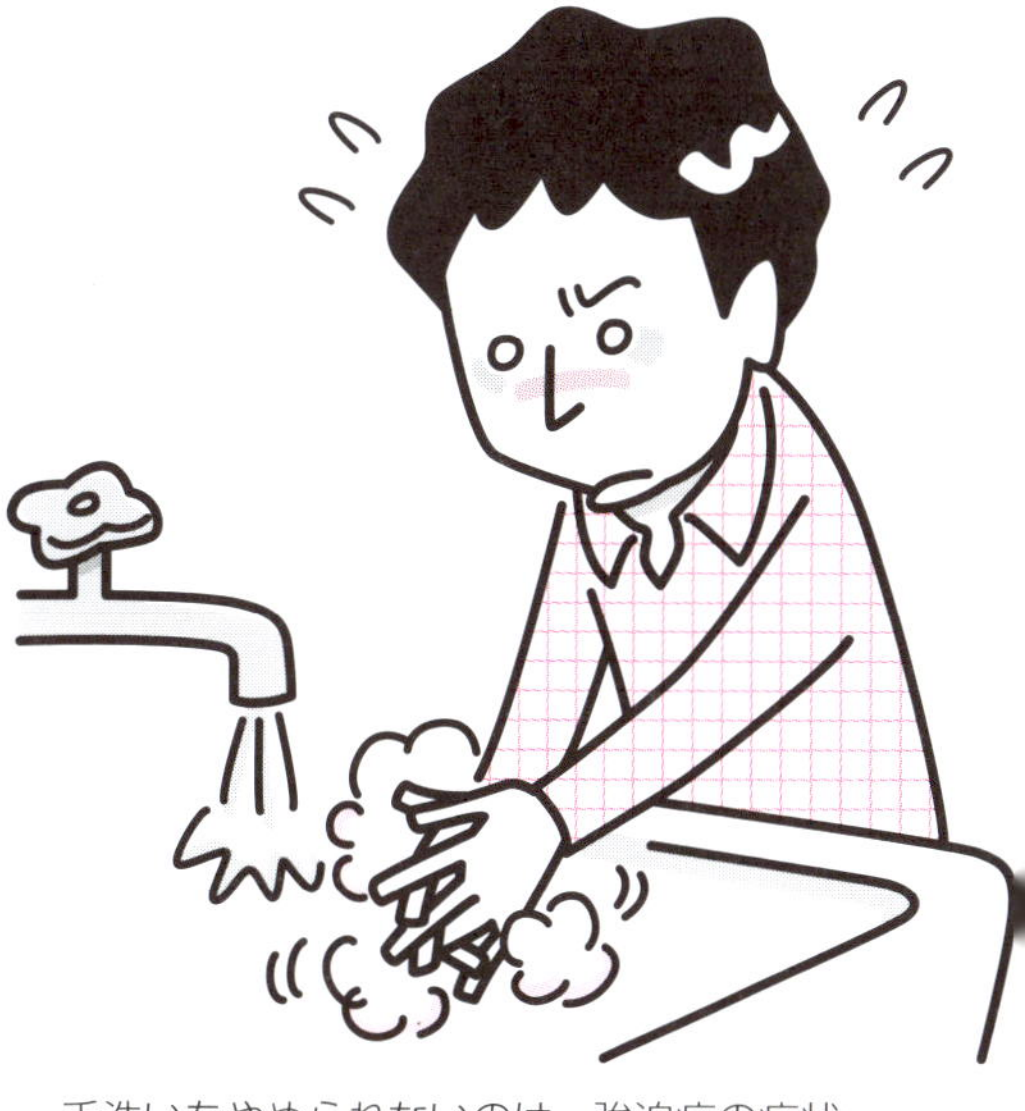
手洗いをやめられないのは、強迫症の症状のひとつで、「不潔恐怖」という

▶その後

強迫症と合併して自閉スペクトラム症があることを告知し、特性を解説。強迫症の治療とあわせて、対応していくことになりました。過去の記憶が想起されるのはタイムスリップ現象（→P62）といい、自閉スペクトラム症の症状のひとつ。薬物療法で改善します。

メッセージ

現代では生きづらい、少数派の脳をもった人たち

狩猟採集時代から有用な能力

発達障害は治療が必要な「精神疾患（病気）」なのでしょうか。自閉スペクトラム症についていえば、病気というより、少数派の脳をもった人というほうが適切です。**少数派の脳とは、人間が進化してきた過程で残ってきた、ある優れた脳のシステム**です。

自閉スペクトラム症の人は、視覚的な記憶力がきわめて優れていることがよくあります。見たものを、そのまま記憶しています。この能力は狩猟採集時代には、非常に有用でした。どこに獲物がいたのか、水のある場所、有用な植物が生えている場所などを鮮明に記憶しているからです。

また、知覚過敏の人も多くいます。この能力も役立ちます。遠くのものが見え、遠くの音が聞こえます。においに敏感で、近づいてくる動物や食べられる植物がわかります。湿気や風から天候の変化を感知することもできます。

こだわりという特性があるともいわれますが、これはひとつのことに集中できる能力です。動物の習性を熟知し、植物それぞれの使い方がわかります。できばえにこだわり、狩猟のための鋭い武器をつくることもできました。

かつて人間は集団で生活し、狩猟採集をおこなっていました。**集団のなかに、こうした能力をもつ人間は必要だった**のです。少数派の脳をもつ人間は、その有用性から、進化の過程で生き残ってきました。

多数派の脳がもっている能力は

一方、大多数の人たちは、逃げる獲物への対応力、今後の展開を想像するイマジネーション力、情報をうまく処理する能力をもっています。

こうした能力をもった人は、**少数派の脳の人たちから情報を得て、それをうまく使う**ことが

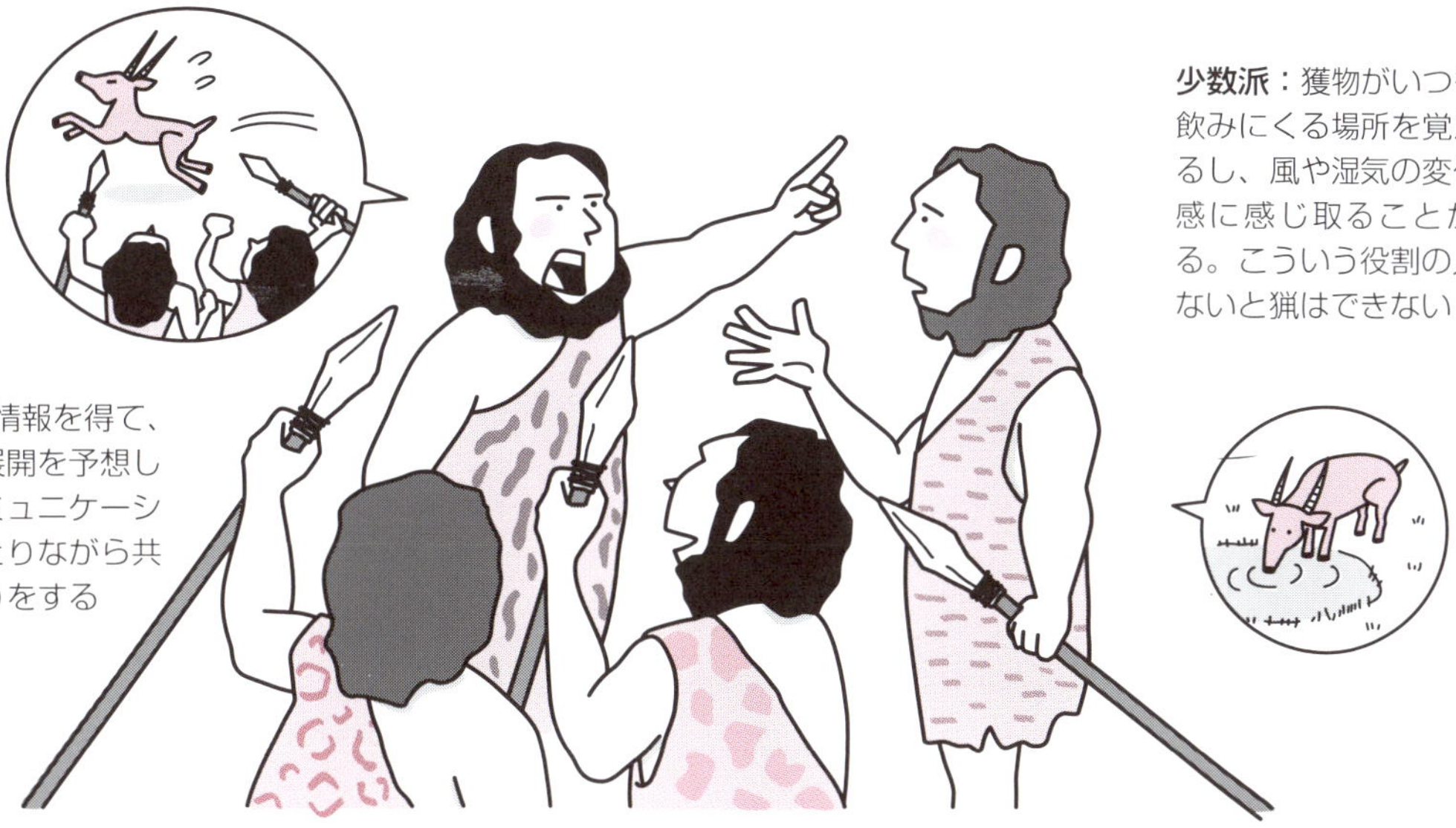
少数派：獲物がいつも水を飲みにくる場所を覚えているし、風や湿気の変化も敏感に感じ取ることができる。こういう役割の人がいないと猟はできない
多数派：情報を得て、今後の展開を予想して、コミュニケーションをとりながら共同で狩りをする

できます。獲物や植物のありか、天候の変化などの情報から、この後の展開を予測して、相互にコミュニケーションをとりながら、共同で狩猟採集をおこないます。少数派の脳の人がつくった武器を用いながら、支配力をもつ人間も生まれてきたでしょう。

こうした脳のシステムをもった大多数の人たちも進化の過程で生き残ってきて、現代でも多数派となっていると考えられます。

農業や漁業、手工業にも向く脳

農業や漁業にも少数派の脳は有用です。種《たね》蒔《ま》きのタイミングは決まっていて、天候を見て、はずれないように合わせなくてはいけません。その後の手順も例年どおりにやることが大切です。収穫したら、また次に備えて同じように準備します。漁業も同じで、どこにいつ魚の群れがくるかをきっちり覚えている必要があり、漁の手順も決まっています。

日本でも近代まで、国民の多くが農業や漁業に従事していました。そのなかで、少数派の脳の人たちは働いてきたのです。

同様に、長く続いたのは職人の時代です。鍛《か》冶《じ》、建具師、大工、陶工、刀工など、現代では匠《たくみ》とよばれるような名工のなかにも少数派の脳の人は多かったはずです。ひとつの技を鍛えあげるには、一〇年以上も同じことを飽きずに、こだわりつづけていかなければなりません。少数派の脳の人が活躍できるジャンルです。

現代ではサービス業にあたる職業に従事していた人は、江戸時代にはほんのひとにぎりでした。商業のなかでも、決まった顧客に決まったものを売るような小売業なら、少数派の脳の人でも務まりますし、少数派の脳の人が働いていたとしても、従事者の絶対数が少ないので、ほとんど目につくことはなかったでしょう。

産業構造の変化で少数派の脳が生きにくくなった

ところが、産業構造がここ二〇年ほどの間に大きく変わりました。まず、職人的な仕事がほとんどなくなりました。一部は研究職などで残っていますが、大部分はなくなっています。農業、漁業、林業、小売業なら、自閉スペクトラム症の人でも問題なく働けますが、現代は多くの人がサラリーマンになります。

ADHDの人も、世の中にたくさんいました。落語に登場するような、じつに親しみ深い人たちですが、今、彼らも生きづらい時代になっています。

現代は多数派の脳をもった人たちが生きやすい時代です。しかし、広い視野に立ってみると、少数派の脳が劣っていて多数派の脳が優れているとはいえないことがわかってきます。多数派・少数派という言葉には、優劣の価値観はありません。

産業構造の変化

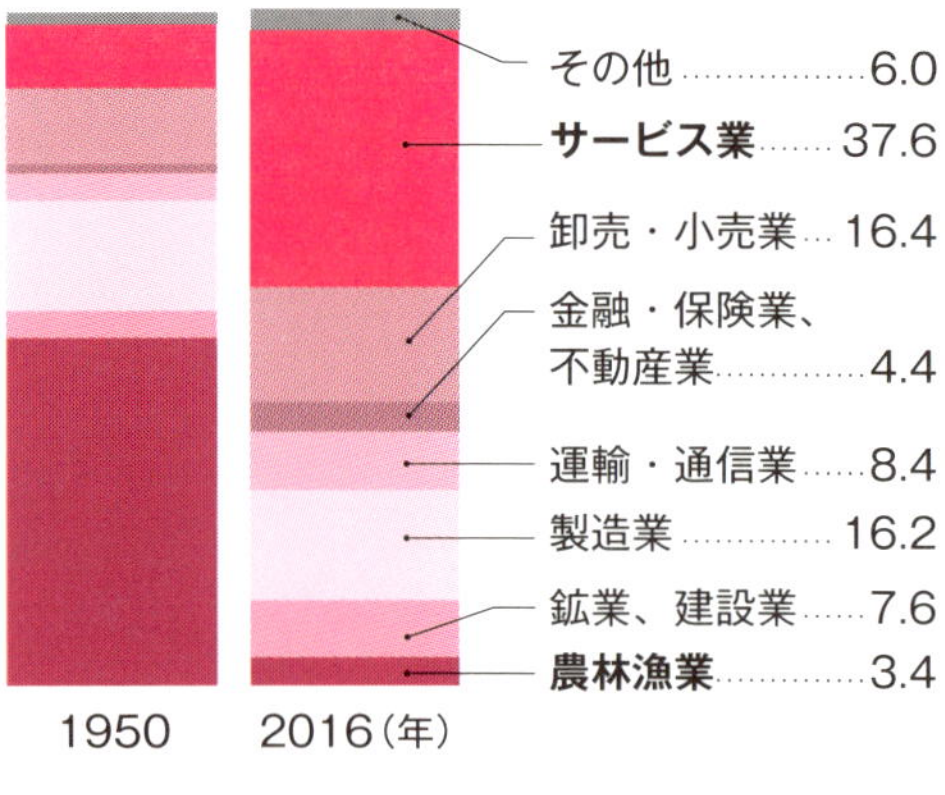

その他……6.0
サービス業……37.6
卸売・小売業…16.4
金融・保険業、
不動産業……4.4
運輸・通信業……8.4
製造業……16.2
鉱業、建設業……7.6
農林漁業……3.4
1950
2016（年）

総務省統計局「国勢調査（1950～2010年）」、「労働力調査（平成28年）」をもとに作成

仕事で求められることが変わってしまった

IT革命を経て何が起こったかというと、正確さ、スピード、コミュニケーション力の三つが仕事に求められるようになりました。いずれも、多数派の脳には問題なくできることだけれど、少数派の脳にとっては難しいことです。

発達障害にはグレードがあり、重い人、軽い

現代、仕事に求められること

- 正確さ
- スピード
- コミュニケーション力

人がいますが、多かれ少なかれ社会に適応しづらいという特性があるので、仕事が「できない」という評価になりがちです。指示したことはやるが、次にやることがわからないし、言われたことしかやらないので、「気がきかない」などと言われます。「マニュアル人間」とも揶《や》揄《ゆ》されますが、もともとマニュアルどおりにやることが得意なのです。

少数派の脳は「事例化」されていなかった

　産業構造の変化が、新しい精神疾患をつくりだしました。医療の対象ケースとして挙げることを「事例化」といいます。これまで、少数派の脳の人は「事例化」されることがありませんでした。事例になってしまうと、精神科を受診しないといけないことになってしまいます。

　発達障害は時代が生み出した「事例」であり、病気ではないのです。時代が生み出したという点から、「障害」というのも違和感があります。いわゆる「障害」とは、身体障害や、精神科なら双極性障害や適応障害のように、なんらかの対応や訓練、対症療法が必要なものです。発達障害はそうした障害とは違うからです。

　いわゆる障害ではないのに、ここでもなぜ発達障害というのかというと、本人は生きていくうえで差し障りを感じているからです。その意味で「障害」という字を当てることに異論を唱えるものではありません。しかし、いわゆる「障害」という言葉にひきずられると困難の本質が見えなくなるので、ここは理解してほしい

障害と病気の違い

病気
組織の変性、炎症、外傷など原因と症状の関係が明らかで、原因を正すことが治療につながる

障害
原因を正せないか、正しても治療につながらない。今ある困難をどう軽減させるかに取り組む

発達障害
ほかの障害とも少し違う。時代が生み出した事例

ところです。くり返しますが、脳のタイプが多数派か少数派かということです。

よく、脳の「クセ」という言い方もされますが、これも違います。クセなら、「直そう」ということになりますが、少数派の脳は直す・直さないの問題ではないからです。

かつて社会は多様でした。しめつけがゆるく、熱い時代だったと思います。そういうときには溶けていたツブツブも、社会が冷えてきて流動性がなくなると、結晶化されて表面に出てきます。発達障害は、この析出した結晶に喩《たと》えることができます。

少数派の脳であることに自信をもって

自分が発達障害ではないかといって受診してきた人たちに、「あなたは少数派の脳をもっている」と話をすると驚きます。子どもも時代から、自分は少数派だと思っていなかったようです。「こういうことがありませんでしたか」と聞くと、「みんなそうだと思っていた」と言います。ただ、何か自分は周囲と違うと感じていた人は少なくありません。劣等感につながっている人もいます。

少数派の脳の人は、自分の特性を知り、そのうえで、自分に合った仕事の選び方や働き方をするとよいでしょう。

かつて性的少数派の人たちは社会の理解が得られず、生きていくのが大変でした。しかし徐々に理解が得られるようになってきました。

発達障害のある人たちも、今は生きづらい時代ですが、けっして劣っているわけではない、有用な少数派の脳をもっている人間だと自分を信じてほしいと思います。

周囲の人たちは少数派の脳を理解しよう

発達障害には生きづらさの障害があります。ですから、現実のなかで、彼らの生きづらさをサポートするシステムをつくっていくことが求められています。

まず、多数派の脳の人たちは、少数派の脳のことを知りましょう。多数派の脳の人たちが当たり前だと思っていることが、少数派の脳の人たちには当たり前ではないのです。どのような特性があるのかを知りましょう。

少数派の脳の人にある特性に合った仕事を用意するなど、職場ではなんらかの配慮をしないといけない時代になっています。

それは「がまん」ではありません。お互いの脳の違いを知り、お互いの価値を認めあえば、共存していくことができるでしょう。

2
社会性の障害——
人間関係がうまく保てない

発達障害のある人にとって、
もっとも理解できないのは「人間」。
あいまいで変化しやすいからです。
論理的で明確な情報なら
受け取ることができます。
そういう特性のある人が人間関係を保つために
できることはあるのでしょうか。

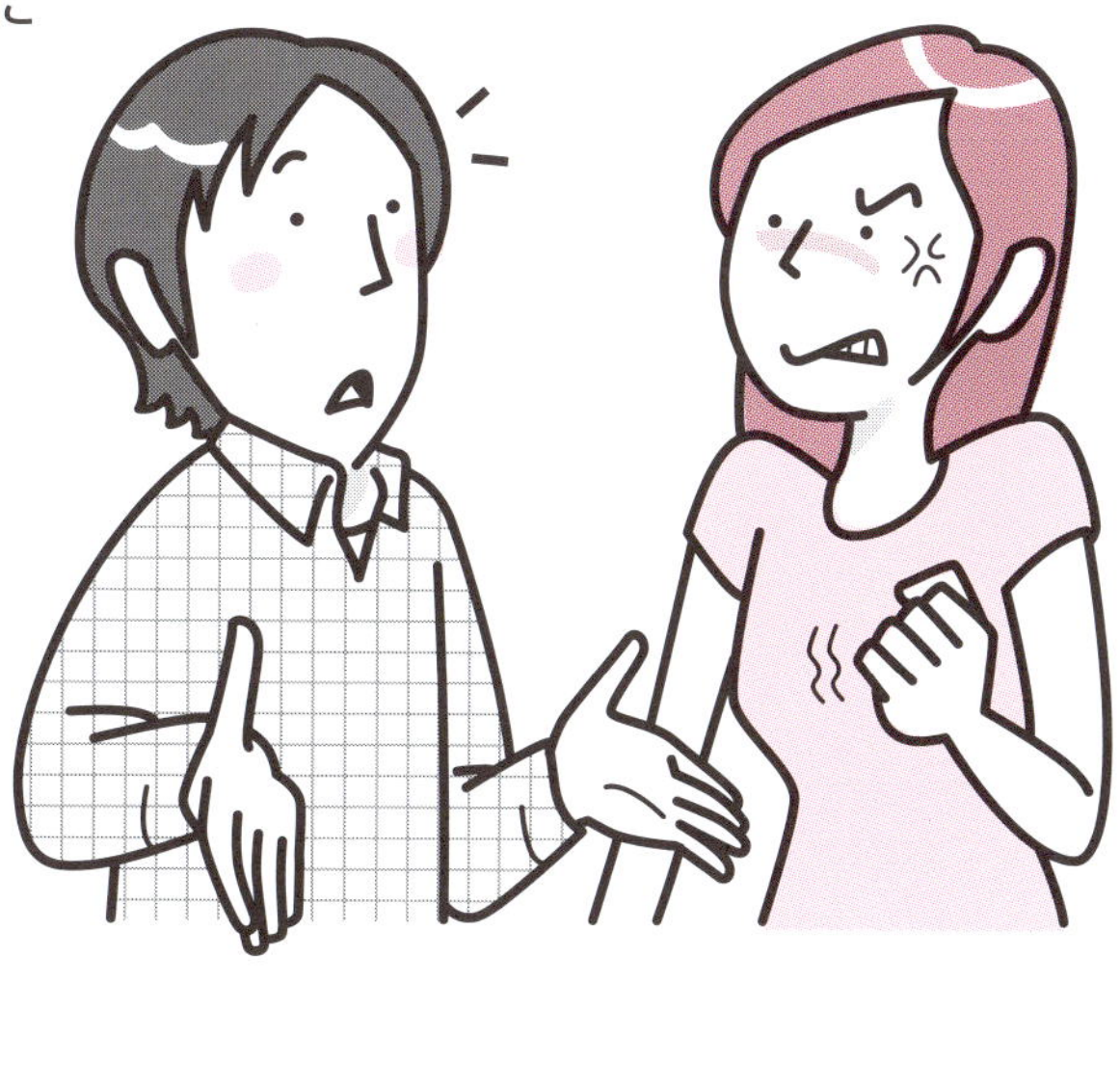

コミュニケーションの障害①

話し言葉をとらえることが難しい

自閉スペクトラム症では、話し言葉をとらえるのが苦手です。話し言葉による情報の入力・処理と記憶することに障害があるためです。

音は聞こえても

コミュニケーションのなかでは、音声での入力の処理がうまくできません。聴覚の領域に問題がないので音声じたいは聞こえますが、その意味をとらえることが困難です。

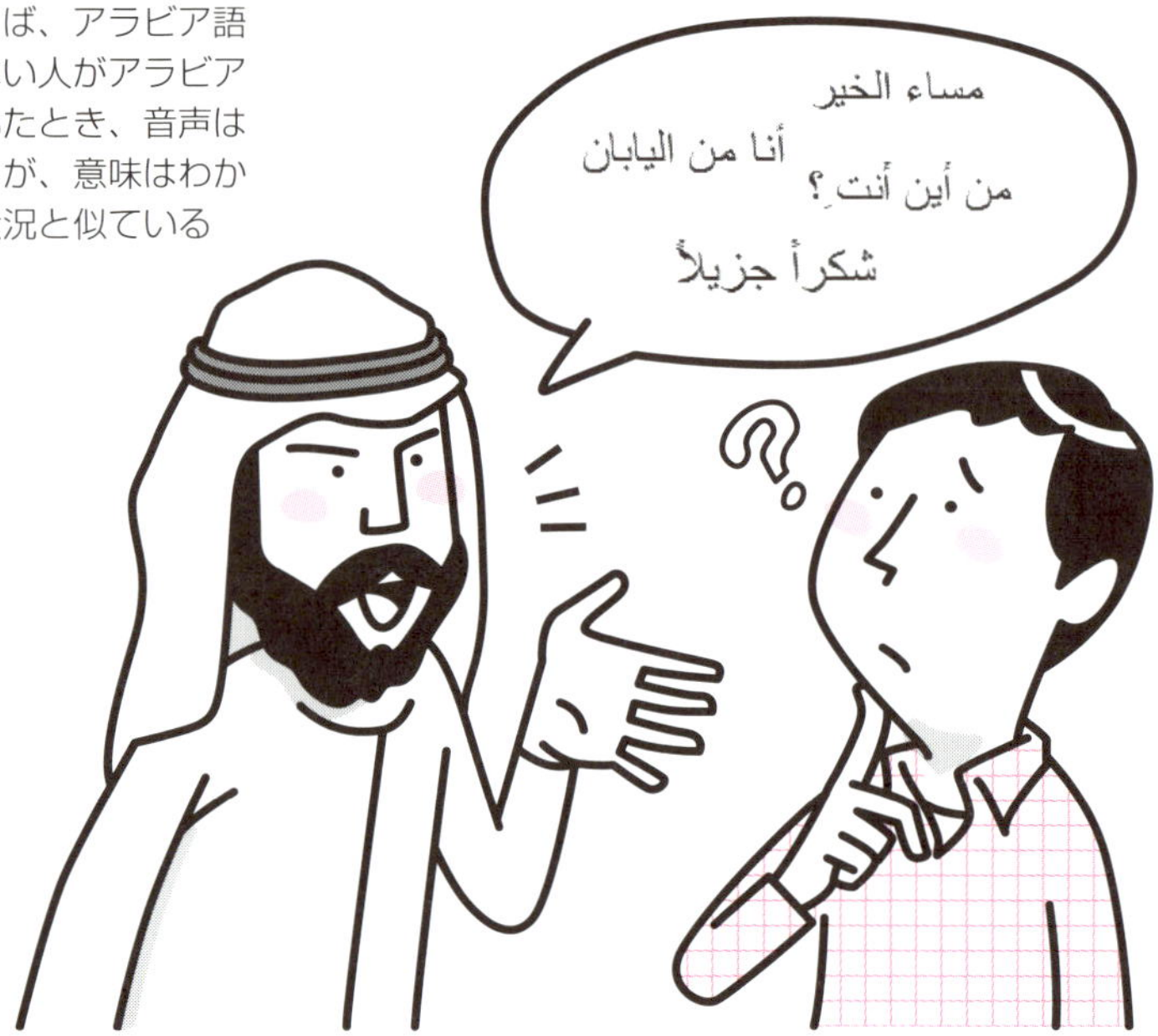
مساء الخير
أنا من اليابان
من أين أنتِ؟
شكراً جزيلاً

話し言葉の入力が弱いとは、例えば、アラビア語を知らない人がアラビア語を聞いたとき、音声は聞こえるが、意味はわからない状況と似ている

職場では口頭の指示が多い

通常、人が話す言葉は音声として脳に入り、言語を司《つかさど》る部位で処理し、一時的に記憶して行動を起こします。自閉スペクトラム症では、その一連の機能がうまくいかないので、話し言葉の意味を正確にとらえることが困難です。

職場では口頭での指示が少なくありません。口頭での指示を正確にとらえることができないと、確かに指示したはずの仕事をやっていないということが起こります。

ただし、文字情報の入力・処理は問題ありません。ですから、教科書の理解はできるし、演繹《えんえき》思考も暗記も得意で、勉強はできたという人が多いのです。

指示代名詞や程度を示す言葉の理解が困難

日本語の会話は主語や目的語を省略します。文章語では省略されないので、文字情報はとらえやすいのです。

会話では「適当に処理して」や「ちゃんとやって」など、程度を示す言葉がよく使われますが、「適当」「ちゃんと」がどの程度かがわかりません。どの程度かと尋《たず》ねても「常識で考えて」と言われたりすると、困惑するだけです。

また、言葉を文字どおりに受け取る傾向があります。皮肉や、含みのある言葉、あいまいな表現は通じません。そのため、相手から見下されたり、怒りを向けられたりすることがあります。謙譲語や尊敬語を使いこなせない傾向もあります。

コミュニケーションがとれない

話し言葉の理解力が乏しいという特性があると、さまざまなトラブルにつながっていきます。情報の入力がうまくいかないと、出力にも影響するのです。

苦手なこと

- 言葉のニュアンスをとらえる
- 文脈をとらえる
- 含意を理解する
- あいまいな表現を理解する
- 指示代名詞の示すものがわかること

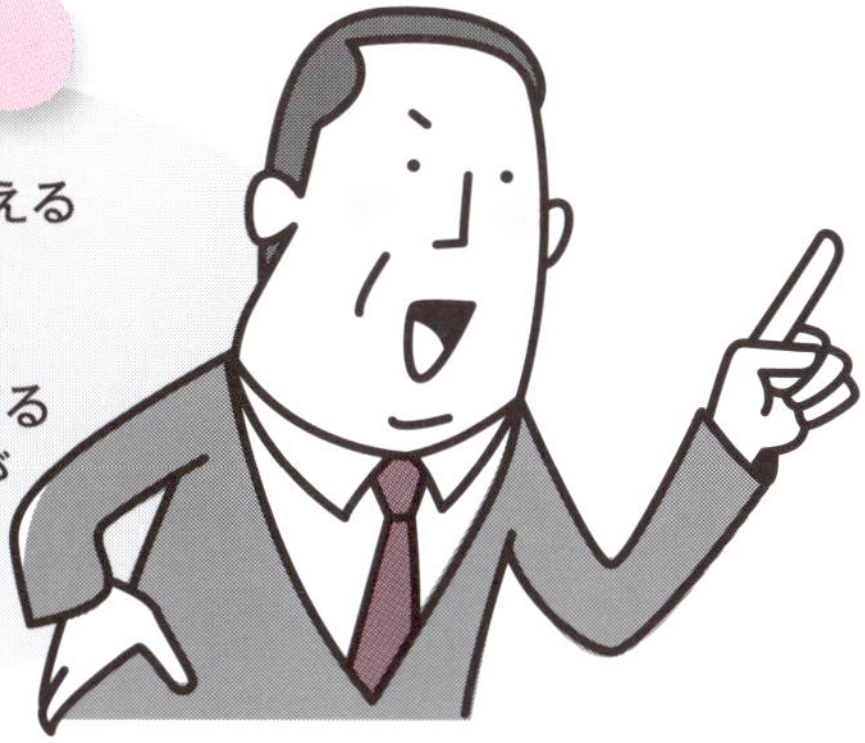

「さっきのあの書類、ちゃんと整理しておいて」という指示を理解することが苦手

起こりがちなこと

- あいまいな表現を取り違える
- 言葉どおりに受け取ってしまう
- 悪意がないのに失礼なことを言って相手を怒らせる
- 電話対応ができない
- 雑談ができない
- 話のキャッチボールができない

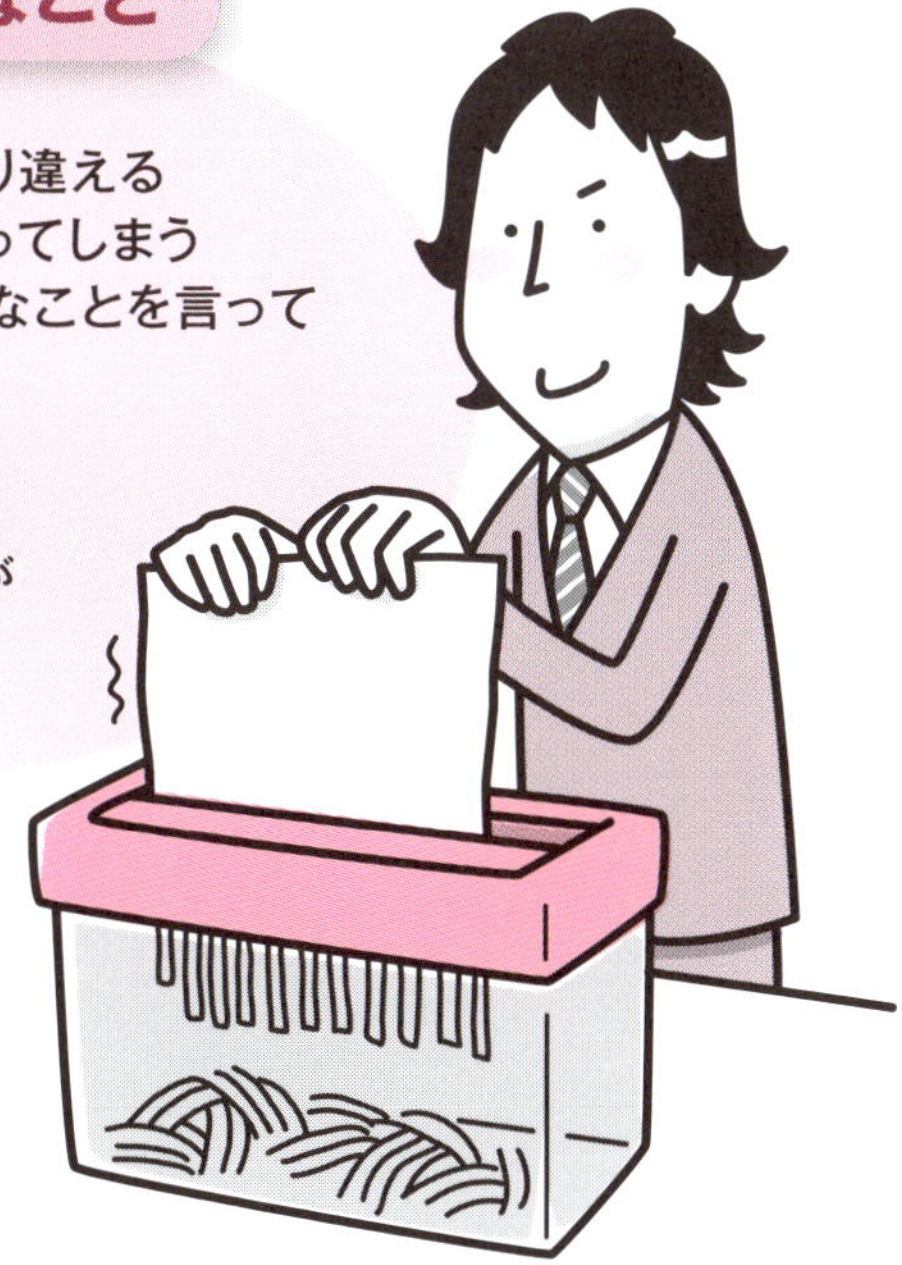

重要な書類をシュレッダーにかけてしまい、叱責されることに。一方、書類のホチキスをはずしてから、といったマニュアルはきちんとできていたりする

コミュニケーションの障害②

メタメッセージが読み取れない

メタメッセージとは、言葉以外によってもたらされるものです。コミュニケーションの重要な部分なのですが、それが受け取れません。

メタメッセージとは

実際のコミュニケーションは、言葉によって20%伝えられ、メタメッセージによって80%伝えられるともいわれます。言葉の役割より、メタメッセージのほうが大きいのです。

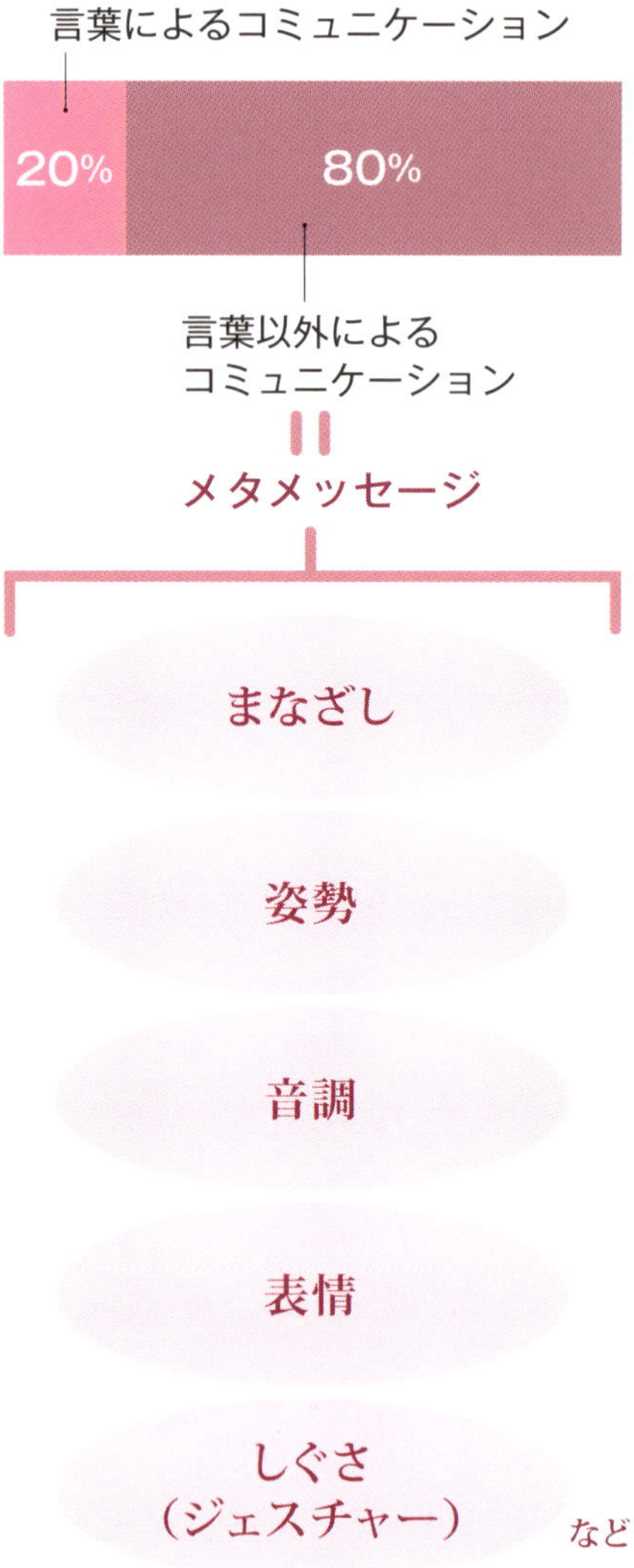
言葉によるコミュニケーション
20%
80%
言葉以外による
コミュニケーション
＝
メタメッセージ
まなざし
姿勢
音調
表情
しぐさ
（ジェスチャー）
など

言葉以外のメッセージが伝わらない

話し言葉には、さまざまなメタメッセージが加わっていて、全体として意図や気持ちが伝わるものです。それが、コミュニケーションなのですが、発達障害があるとメタメッセージを読み取る力が弱く、コミュニケーションがうまくいきません。

そのために、空気が読めない、阿吽《あうん》の呼吸がわからないなどの、齟齬《そご》が起こってきます。職場では、言外の意味を読み取る営業のような仕事は難しいでしょう。

メタメッセージが読み取れない特性には、イマジネーションの障害（↓P44）も関わっています。

相手に合わせた会話がうまくできない

会話をしていても、じつは相手が楽しくない、会話を切り上げたいと思っているといった気持ちをメタメッセージに表していても、受け取ることができません。そのため、一方的に話しつづけてしまうことがあります。話がくどい、理屈っぽいという面もあります。

恋愛がうまくいかない人が多いのは、こうした特性があることも一因と考えられます。

本人もメタメッセージを加えることができない

相手のメタメッセージを読み取れないのですが、逆に、自分の言葉にメタメッセージを含めることができません。会話にジェスチャーを交えることはなく、冗談や皮肉を言うこともありません。

人と話すときには、言ってよいことといけないことがあるのに、その加減がわからないので、思ったとおりのことを言って、相手を怒らせてしまうこともあります。

起こりがちなこと

メタメッセージが受け取れないために、さまざまな問題や困難が起こってきます。

- 相手の気持ちがわからない
- 阿吽の呼吸がわからない
- 裏の意味がわからない
- 不自然な会話
- 人が嫌がることを言う

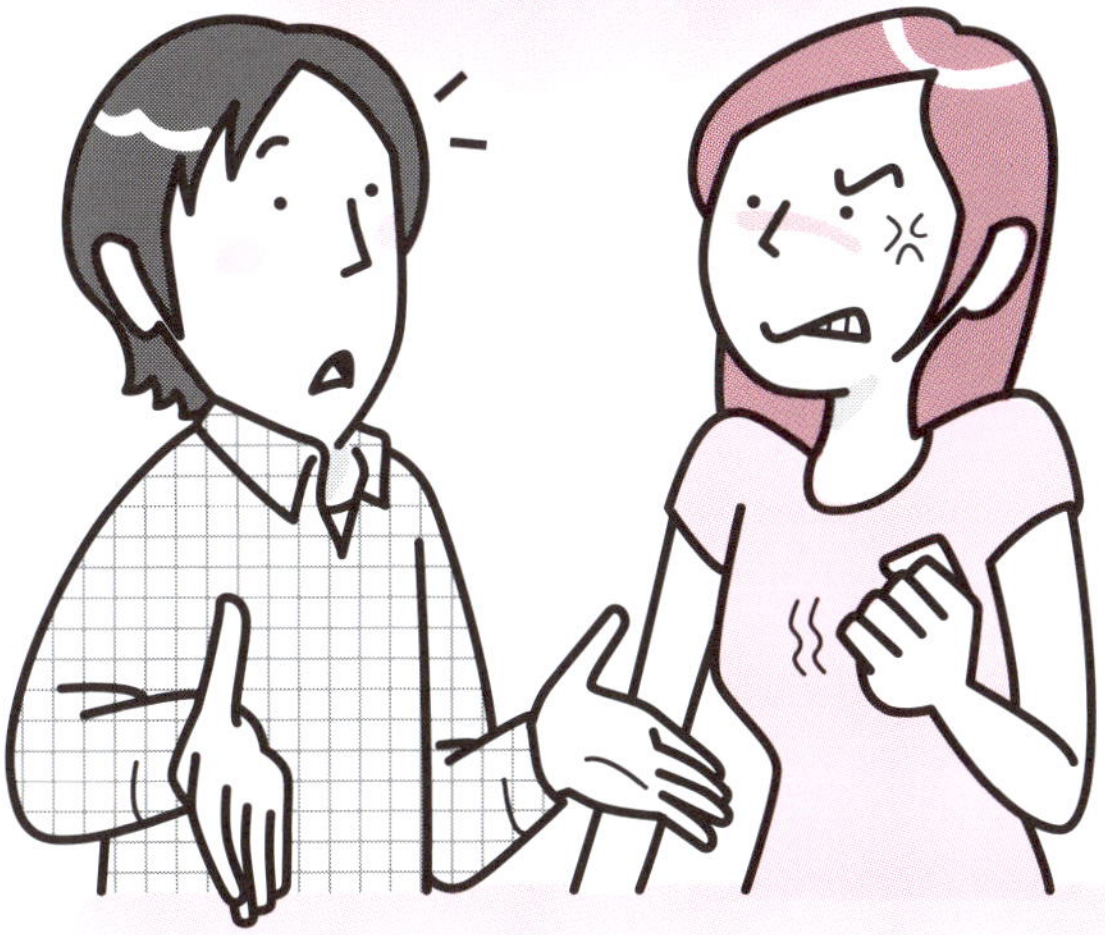

自分ではわけがわからず、相手を怒らせてしまうことがある

ケーススタディ

彼女を怒らせた理由

彼女と親しくなった彼は「好きよ。あなたは？」と聞かれ、「うん。でも風俗に行くかもしれないけど」と言ってしまったそうです。

それ以降、いくら連絡しても彼女から返事がありません。彼は「一方的に理由もなく拒否するのは許せない。不条理だ」と怒りがおさまらず、彼女の会社に怒りの電話を何度もしました。すると、警察がやってきたということでした。

彼に、それはストーカー行為であると話したところ、彼は驚きました。自分がストーカーだと思っていなかったのです。さらに、「好きな相手が告白したのに、あなたが『風俗に行くかも』と言ったのはどうでしょう。正直に答えたつもりかもしれないけれど、相手はそれをどのように受け取るか、あなたは見えていませんね」と、彼の弱点についての洞察を求めました。

▶▶対処①

情報は視覚化すると、頭に入りやすい

話し言葉をとらえることが困難な人には、視覚化が重要な対処法となります。文字や図など、情報を目に見えるかたちにすることで、指示が頭に入りやすくなります。

視覚化の4ポイント

指示や情報を視覚化するには、4つのポイントがあります。ただメモをとればよいというわけではありません。確認が大切です。

1 メモをとる

文字、図やフローチャートにしながらメモします。話すスピードに追いつかないときは、「すみません、ちょっとお待ちください」と言って、要点をもらさずメモします。

2 確認する

相手の話がすんだら、とったメモを確認します。やり方はわかりますか？　締め切り時間は明確でしょうか？

場所
日時
数量
期限
人名
など要点を書く

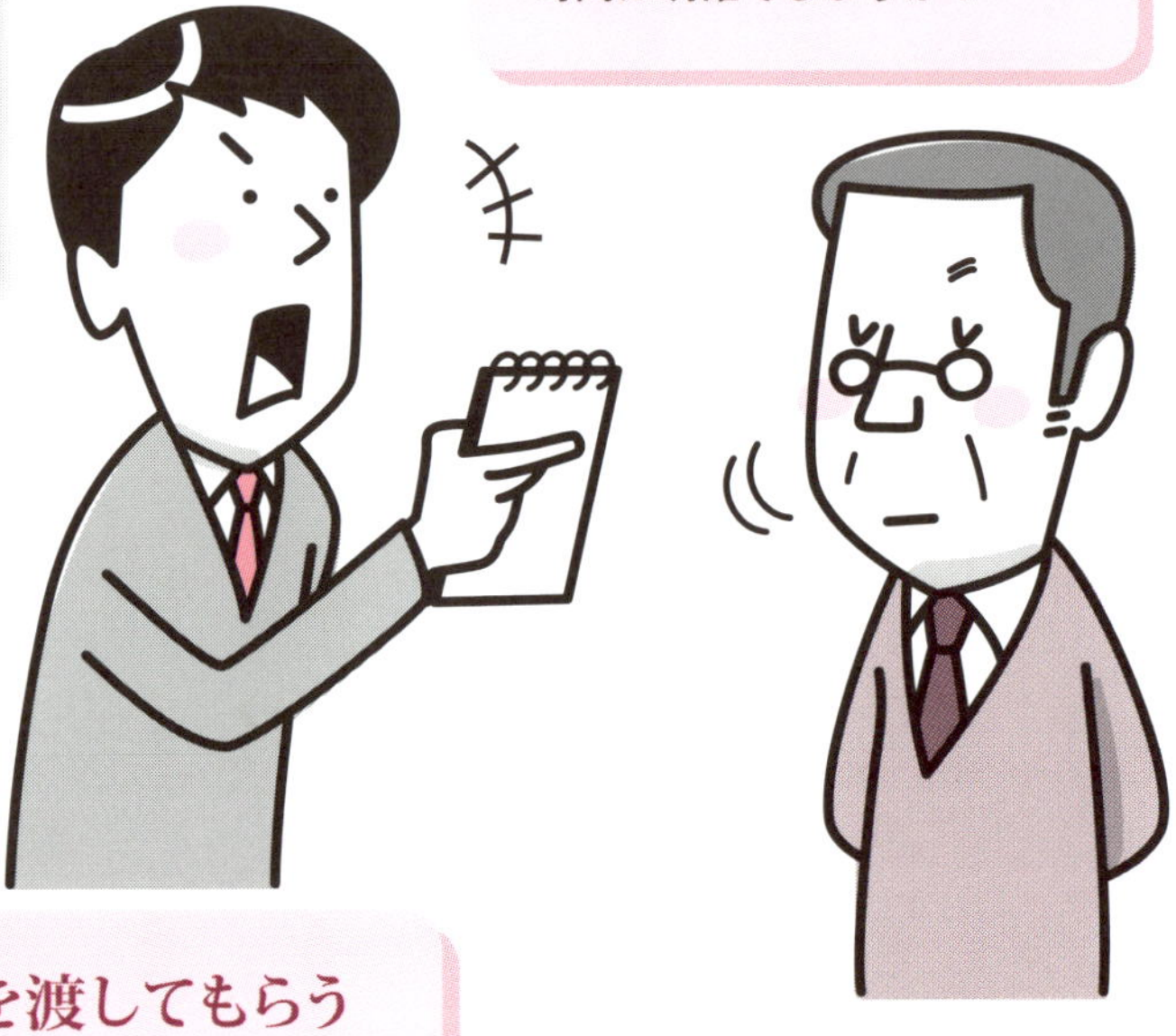

「〇〇を〇〇までにやるんですね」などとメモを読みあげるとよい

3 メモを渡してもらう

ポイントのメモ程度でもよいので、仕事の指示を最初から文書にして渡してもらうよう、頼んでおいてもよいでしょう。メモを渡されたら、その場で読み、やり方がわかるかなどを確認します。

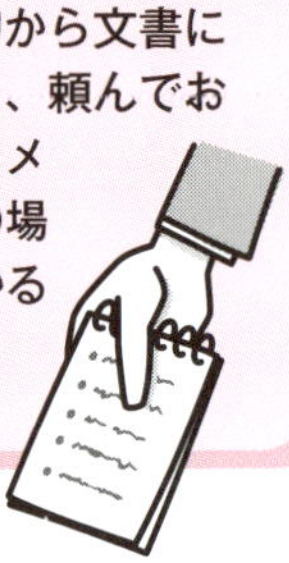

4 メモを見る

とったメモを見ながら仕事をします。見えるところに、メモを貼っておくのもよいでしょう。

指示を受けるときはメモをとる

仕事の指示や相手の意図が、わからないまま作業を始めるのは危険です。話し言葉よりも、文字のほうがはるかに頭に入るので、指示は文字化します。口頭で指示を受けるときには、必ずメモ帳やノートを持って、聞いたことをその場でメモ。その際、要点（→P40）をもらさずに書きます。

指示が終わり、聞いた内容を書きおえたら、とったメモが正しいかどうかを相手に確認します。聞き違いや勘違いを防ぐためです。

図やチャート、スマホの活用も

文字にするだけでなく、図やフローチャートにするのも有効です。ポイントだけ文字にして矢印でつなげば、やる順番もひと目でわかります。

スマホを活用するのもよい方法です。紙に書くより早くメモがとれるという人もいます。

ただし、上司の指示を受ける際にいきなりスマホを操作すると、遊んでいると誤解されることも。スマホでメモをとっていいか、確認してからにしましょう。

上司や同僚にも視覚化を頼んでおく

自分でメモをとるだけでなく、上司や同僚にも、メモ程度でもいいので、できるだけ文書で指示がほしいと言っておきましょう。取引先などへは、メールで伝えてほしいとお願いしておきます。

スマホの活用

- メモ機能
- 録音機能
- カレンダー機能
- アラーム
- スケジュール管理

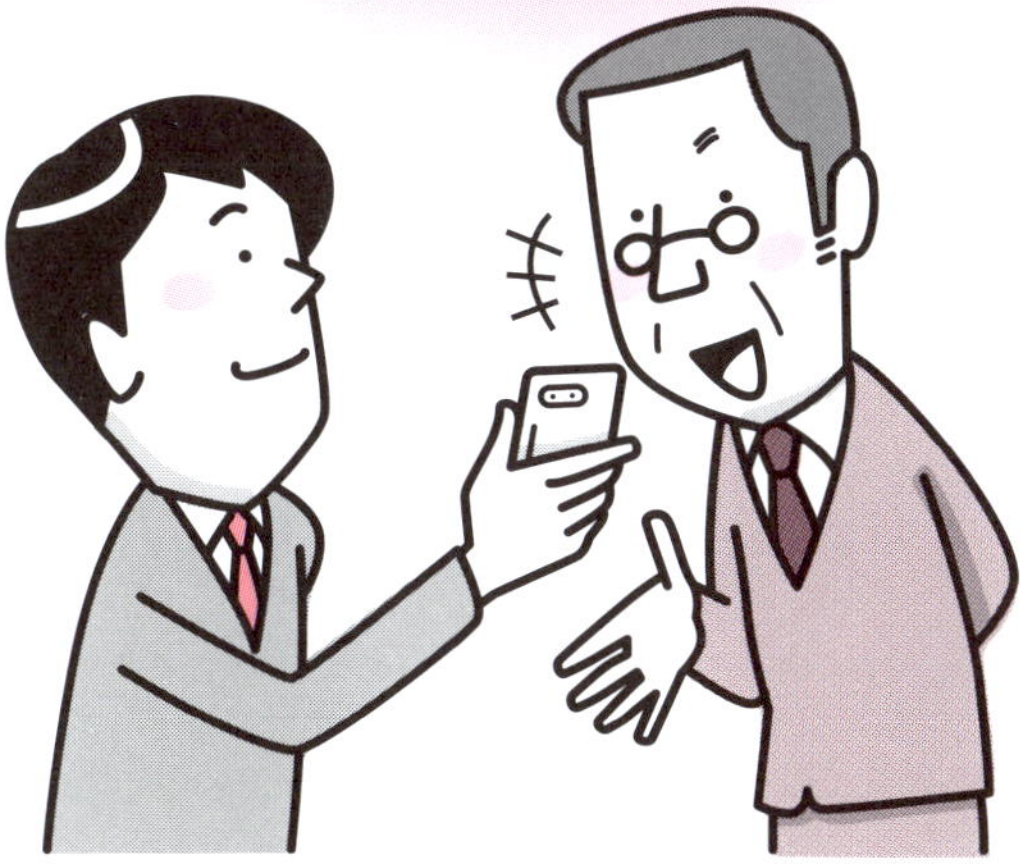

話し言葉を文字化する機能がある。指示する人にお願いして、スマホに向かってゆっくり話してもらえば、文字として記録できる

信頼関係ができている人に

上記のようなやり方をお願いするのは、信頼関係がある人に限ります。発達障害があることを開示していて、相手がその特性や、視覚化すれば仕事がやりやすくなることなどを理解してくれる人なら、協力をお願いできるでしょう。

▶▶対処②

聞き役に徹し、よけいなことは言わない

なにげなく言ったことで周囲の人を怒らせたり、おしゃべりの輪に入れなかったり……。どう言えばいいかわからないなら、黙っているほうが無難です。聞き役に徹しましょう。

失敗を知る

発言や会話で失敗したとき、なぜ失敗したのかを考えてみましょう。自分にはこういうところがあると自覚すれば、次の失敗を防げるでしょう。

- 相手の意図が推し量れない
- 沈黙に耐えられない
- 興味のない話についていけず、自分の興味がある話に熱中してしまう
- 表情が読めない
- 敬語が使えない
- 適切な対人距離がとれず、人とくっつきすぎてしまう
- 横の関係はわかるが上下関係はどうしてよいのかわからない

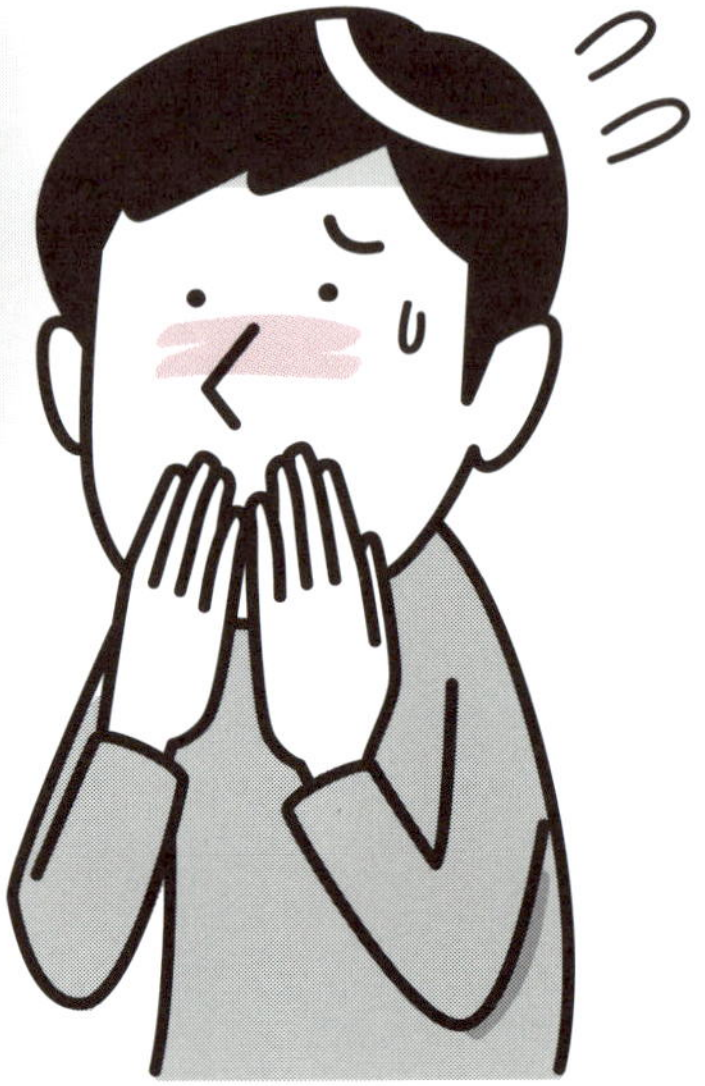

言う前にはわからないが、言ったあとで「しまった！」とわかる

悪意のない発言がトラブルのもとに

発達障害がある人の発言が、周囲の人を怒らせることがあります。本人に悪意はないし、思ったとおりのことが口に出ているだけなのですが、大人の世界では、言ってよいことと悪いことがあるのを想像できません。

むしろ好意で言うことが、よけいなひと言になってしまうことも。周囲の人は大人だから聞き流してくれることもあるでしょうが、やはり気を悪くするでしょう。

相槌をうってニコニコしていよう

コミュニケーションの障害は人間関係に影響します。

スキルとして覚える

コミュニケーションのとり方を、スキルとして覚えてしまいましょう。本人が意識するポイントは下記の３つです。

聞き役に徹する

特に職場では、うけをねらった発言をする必要はありません。よけいなひと言や失言にならないよう、黙っているほうが無難です。相手の話に相槌をうち、聞き役に徹しましょう。

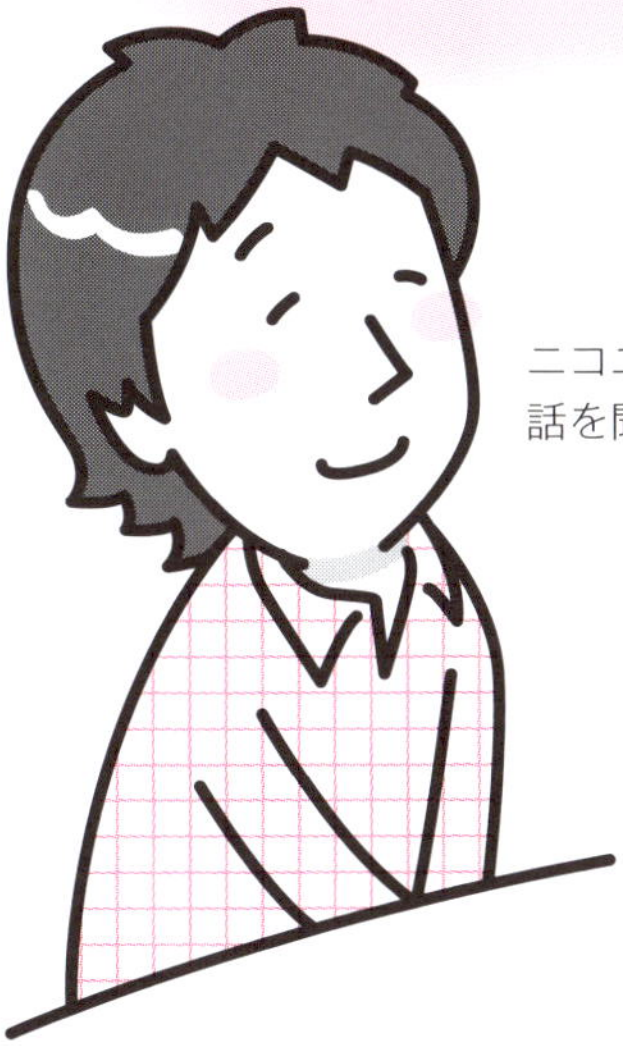

ニコニコ笑顔で
話を聞こう

３呼吸おく

思ったことをすぐに口に出さないように。何か言いたいことがあるなら、３呼吸おいてから言うようにしましょう。

結論から話す

話をしなければならない場合には、まず結論から話し、そのあとにその理由を話すようにします。

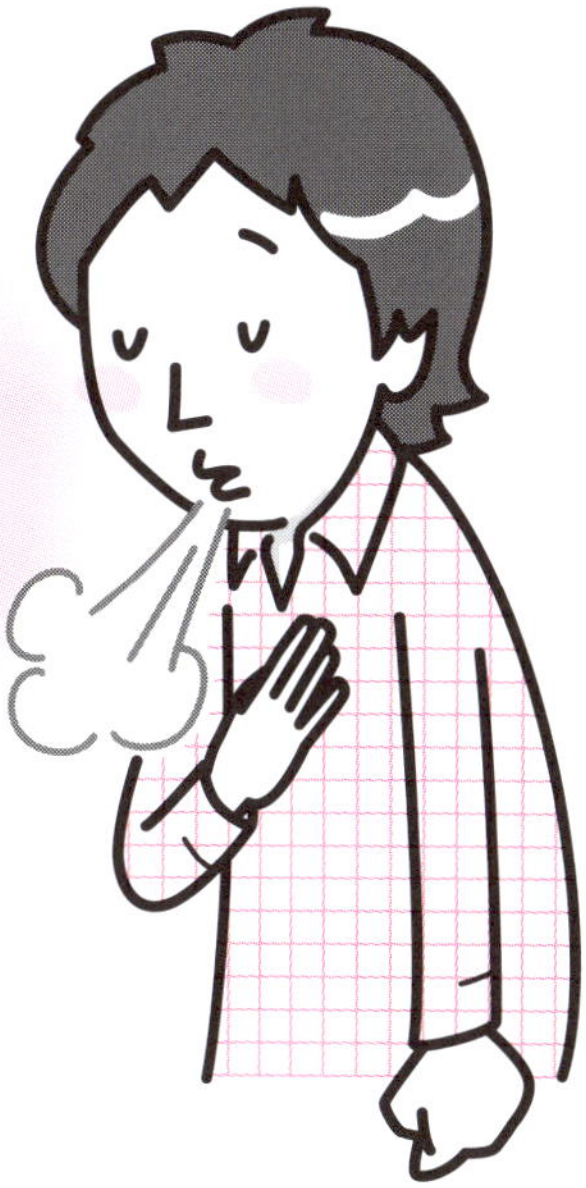

ひと呼吸では足りない。発言の前に、３呼吸おいて気持ちを落ち着ける

うまいことを言おうとするのは、もうやめましょう。

雑談の輪の中にいるなら、聞き役に徹します。何か言いたくてもがまんして、「そうなの」「そうなんだ」「へー」などと相槌をうつだけにしましょう。話題がわからなくても、相槌をうっていれば大丈夫です。

それも無理なら、黙ってニコニコしているだけでかまいません。

コミュニケーションにはマナーがある

- 人と話すときは相手の目を見る。ただし、じっと見つづけないで、ときどき目をそらす。
- 笑顔で話す。笑うのではなく口元を少しゆるめる感じで。
- 自分だけ一方的に話さず、相手の話も聞く。
- 仕事を断るときは「すみませんが」、飲み会などの誘いを断るときは「残念ですが」の言葉をつけて話す。

気持ちのような見えないものは想像できない

障害されている「イマジネーション」というのは、想像や創造などの意味とは少々違います。発明をしたり、絵を描いたり、音楽を作曲するようなイマジネーション力はあるからです。

見たものの分析はできる

見えないものを思い浮かべることができないのですが、見たものを詳細に分析することはできます。例えば、以下のようなテストをすると、発達障害の特性がよくわかります。

テスト

ノブが描かれていないドアの絵を見せて、「このドアの、どこが欠けているか教えてください」と質問する

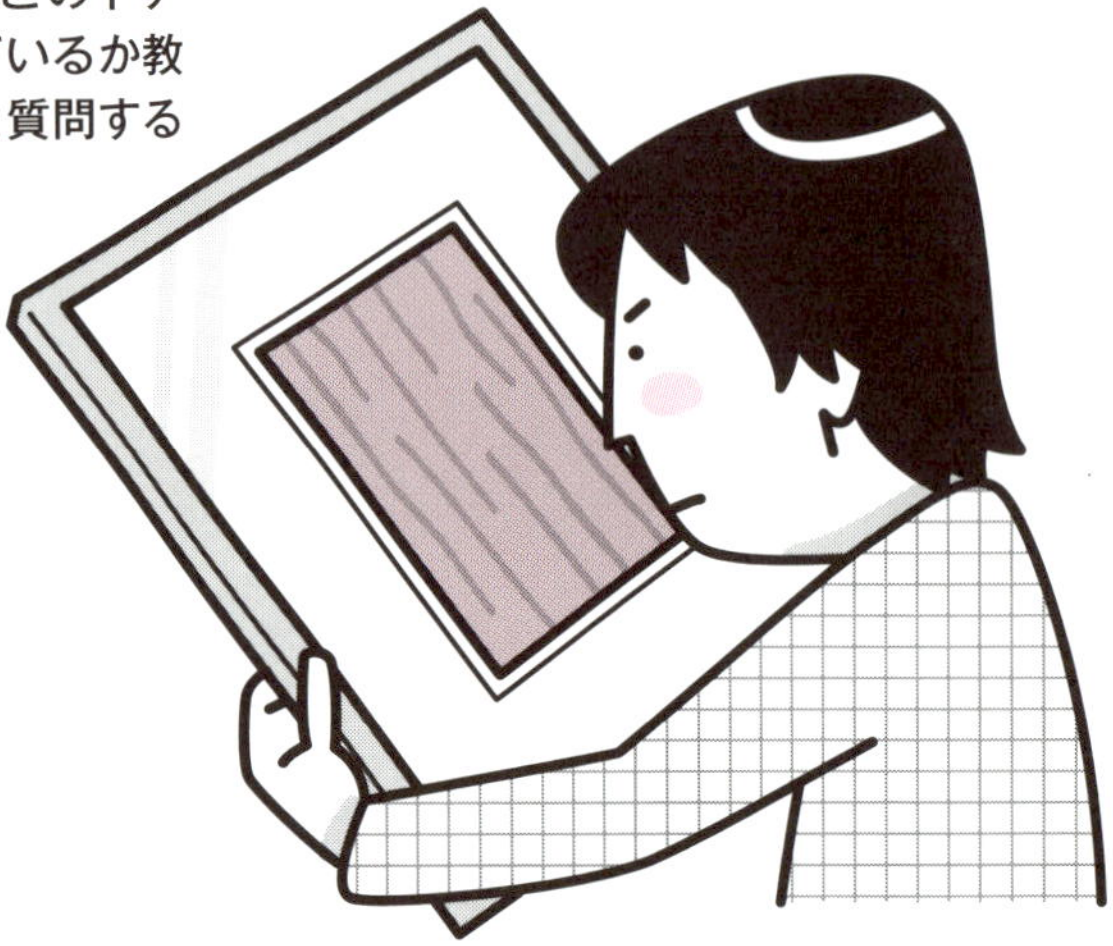

わかること

茶色の板、木目が描かれている、長方形などの分析はできる

わからないこと

発達障害のある人には、ノブが欠けていることがわからない

「ドアにはノブがあるはず」とイメージするのが多数派の脳

思い浮かべることができない

発達障害のある人のなかには画家も音楽家も科学者もいました。しかし、アインシュタインやエジソンはイマジネーション不足だったといわれてもピンときません。

発達障害の特性としてのイマジネーションの障害とは、思い浮かべることの困難さです。人の気持ちや暗黙のルールなどを思い浮かべることができません。

人の気持ちがわからない

社会生活を送るうえで、人の気持ちを読むシーンは多くありますが、発達障害のある人にとって気持ちは見えないものなので、想像

状況の意味がわからない

場の状況には、目に見えないものがたくさんあります。発達障害があると、人の気持ちや暗黙のルールがわからないので、状況の意味をとらえることが困難です。

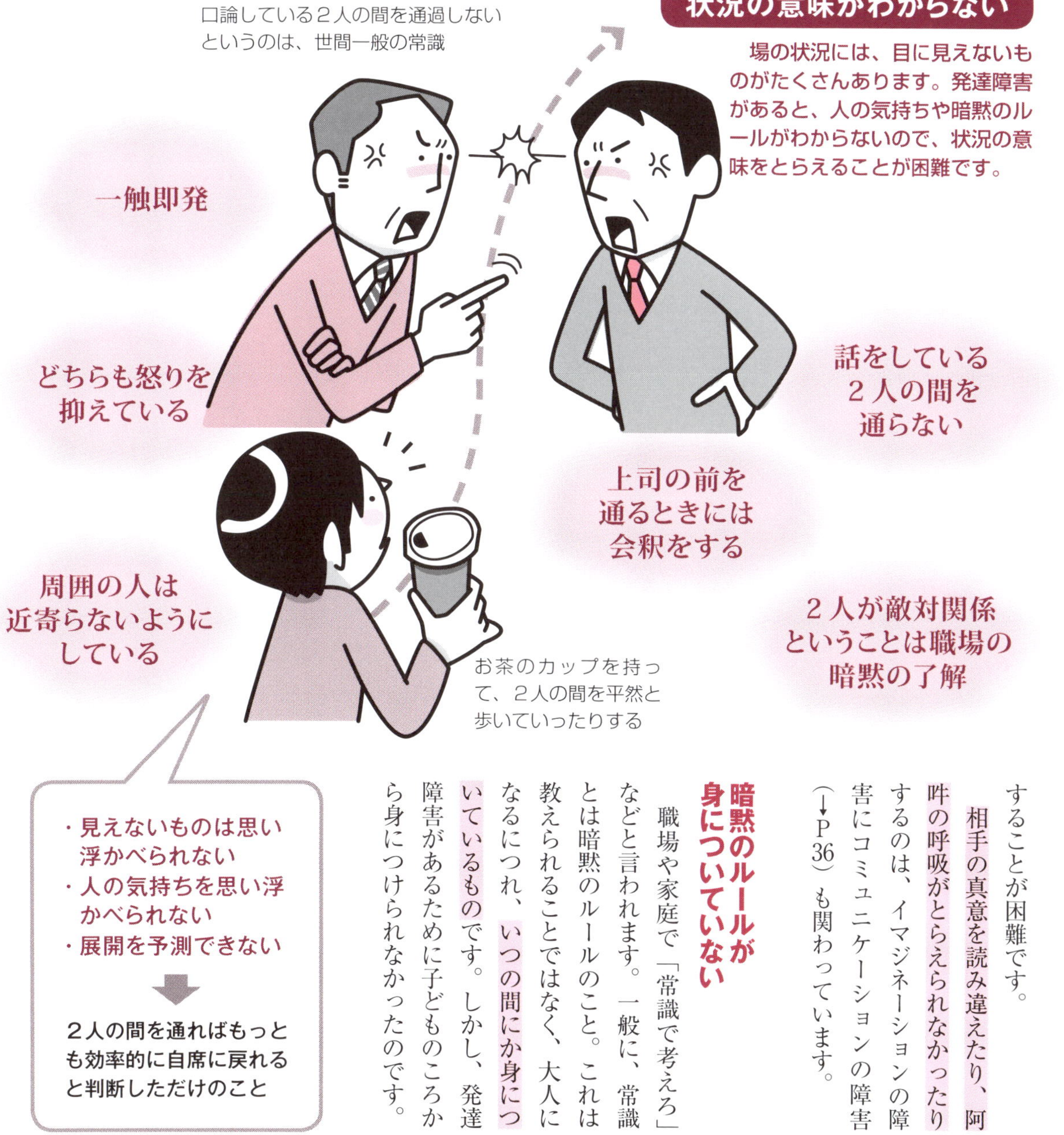
口論している２人の間を通過しない
というのは、世間一般の常識
一触即発
どちらも怒りを抑えている
周囲の人は近寄らないようにしている
話をしている２人の間を通らない
上司の前を通るときには会釈をする
２人が敵対関係ということは職場の暗黙の了解
お茶のカップを持って、２人の間を平然と歩いていったりする
・見えないものは思い浮かべられない
・人の気持ちを思い浮かべられない
・展開を予測できない
２人の間を通ればもっとも効率的に自席に戻れると判断しただけのこと

することが困難です。

相手の真意を読み違えたり、阿吽の呼吸がとらえられなかったりするのは、イマジネーションの障害にコミュニケーションの障害（→P36）も関わっています。

暗黙のルールが身についていない

職場や家庭で「常識で考えろ」などと言われます。常識とは暗黙のルールのこと。一般に、これは教えられることではなく、大人になるにつれ、いつの間にか身についているものです。しかし、発達障害があるために子どものころから身につけられなかったのです。

イマジネーションの障害②

先の展開を思い浮かべることができない

イマジネーションの障害の、もうひとつの側面は、「タイムトラベル」ができないことです。未来や今後の展開を予測するといった、時間軸でものごとを考えることが困難なのです。

未来を予測できず現在だけを見ている

発達障害があると、過去から現在、未来への「タイムトラベル」ができません。過去の経験をもとに、今後の展開を予測して、今やるべきことを考えることができないのです。

実際の仕事の場でいうと、「この仕事をやるのなら、次にあれをやることになるはずだから、準備しておこう」、「この仕事は○○までに完成できるだろう」などの、段取りや見通しを立てることができません。学生なら、「これを理解するためには、こちらの勉強をしておく必要がある」と準備することができないのです。

現在だけを見つめているので不意打ちに弱く、臨機応変な対応ができないことにもつながります。

職場で求められるものに応えられないことも

職場では「言われたことしかできない」と怒られてしまいます。あるいは「自分で仕事を探せ」とも。現代は、自分で企画を立て、段取りをして、仕事を進めていくことを求められる時代です。自閉スペクトラム症も、ＡＤＨＤも、特性は違いますが、結果として「仕事のできない人間」と評価されがちです。

ただ、自閉スペクトラム症では統計的な数字は理解できるので、理論と統計から予測することはできます。

複数の仕事があると、どれから手をつけていいか判断できない

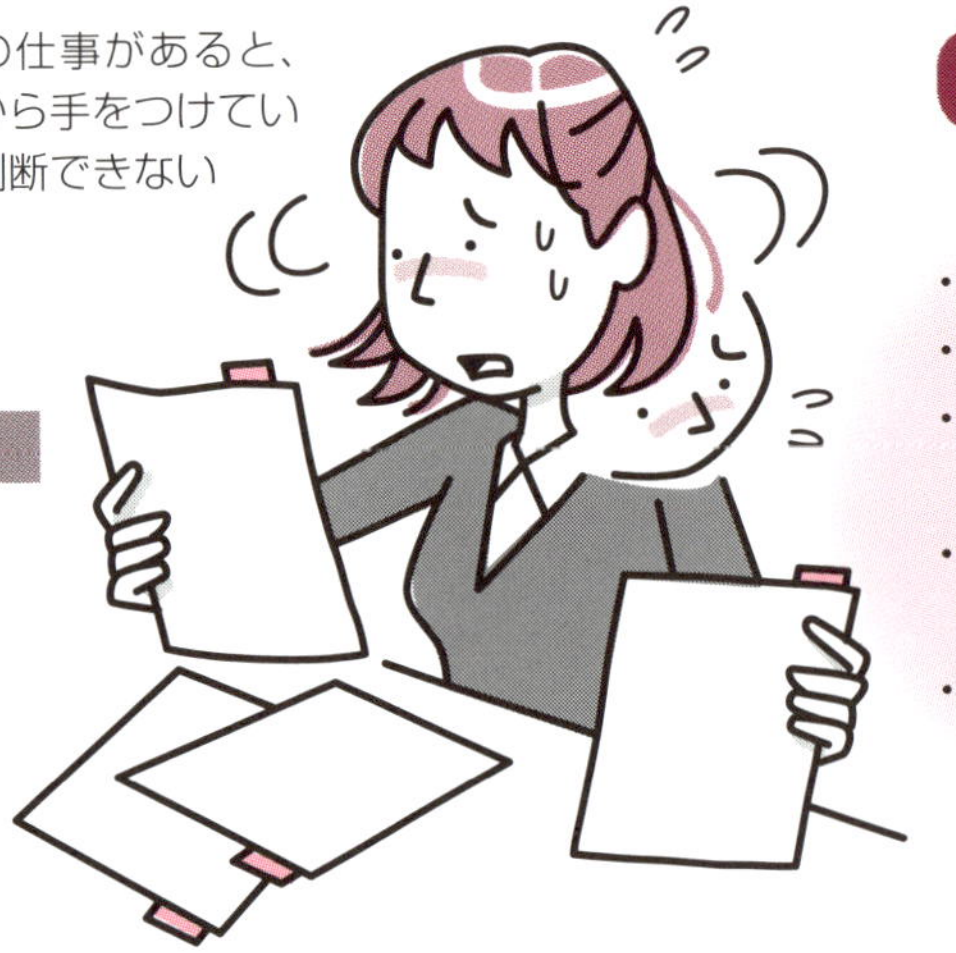

ADHDでは

- 集中力が続かない
- 計画が立てられない
- 優先順位がつけられない
- やるべきことを先送りする
- 段取りができない

自閉スペクトラム症では

・目の前の仕事しかしない
・今後の展開が予測できない
・次に何をやったらよいのかわからない

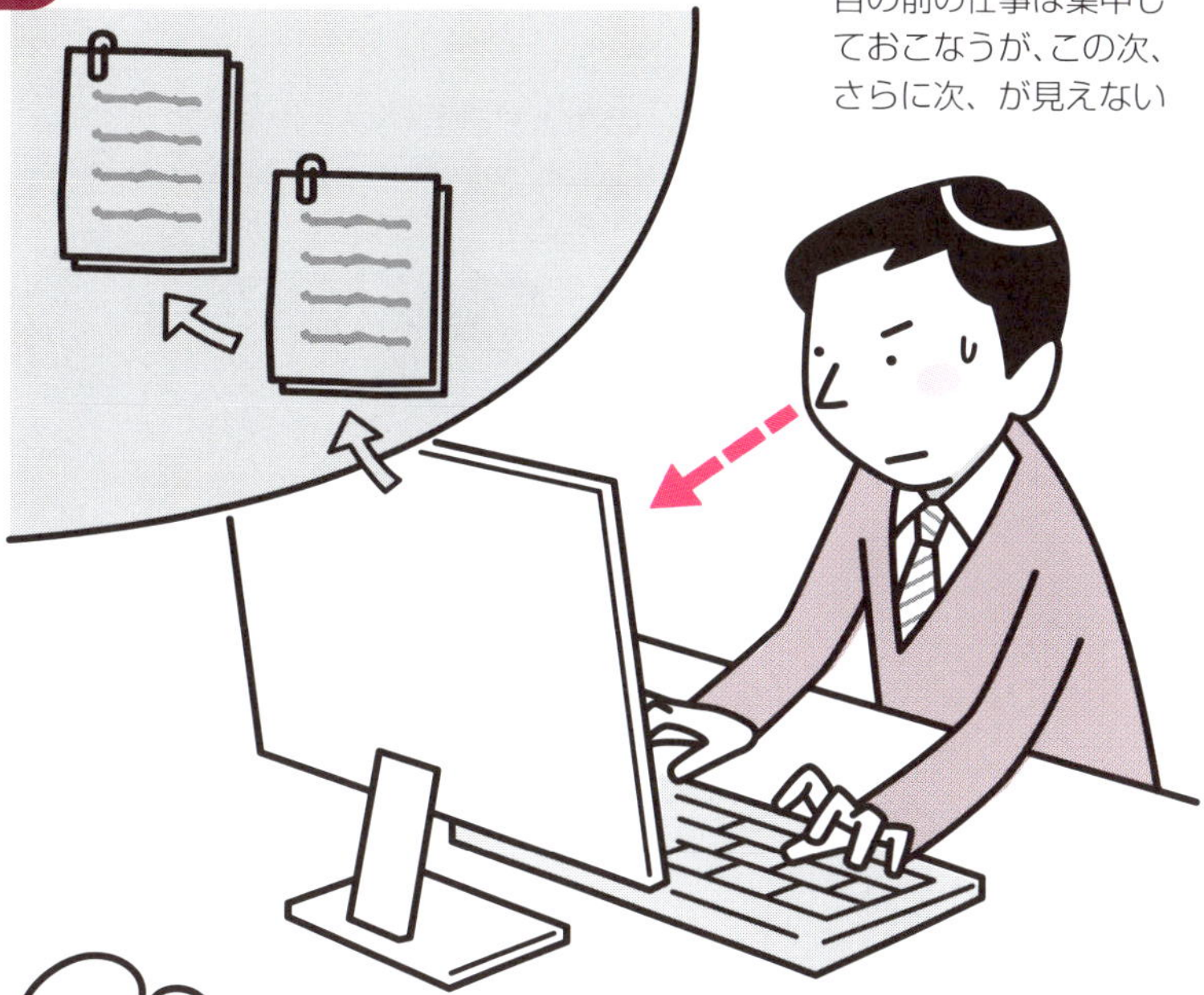

目の前の仕事は集中しておこなうが、この次、さらに次、が見えない

指示された仕事だけをおこない、定時になったらさっさと退社してしまうことも。周囲からは、今だけを生きる刹《せつ》那《な》的《てき》な人に見られたりします。

起こりがちなこと

・マニュアル人間だと思われる
・仕事が間に合わない
・すべてが中途半端になる

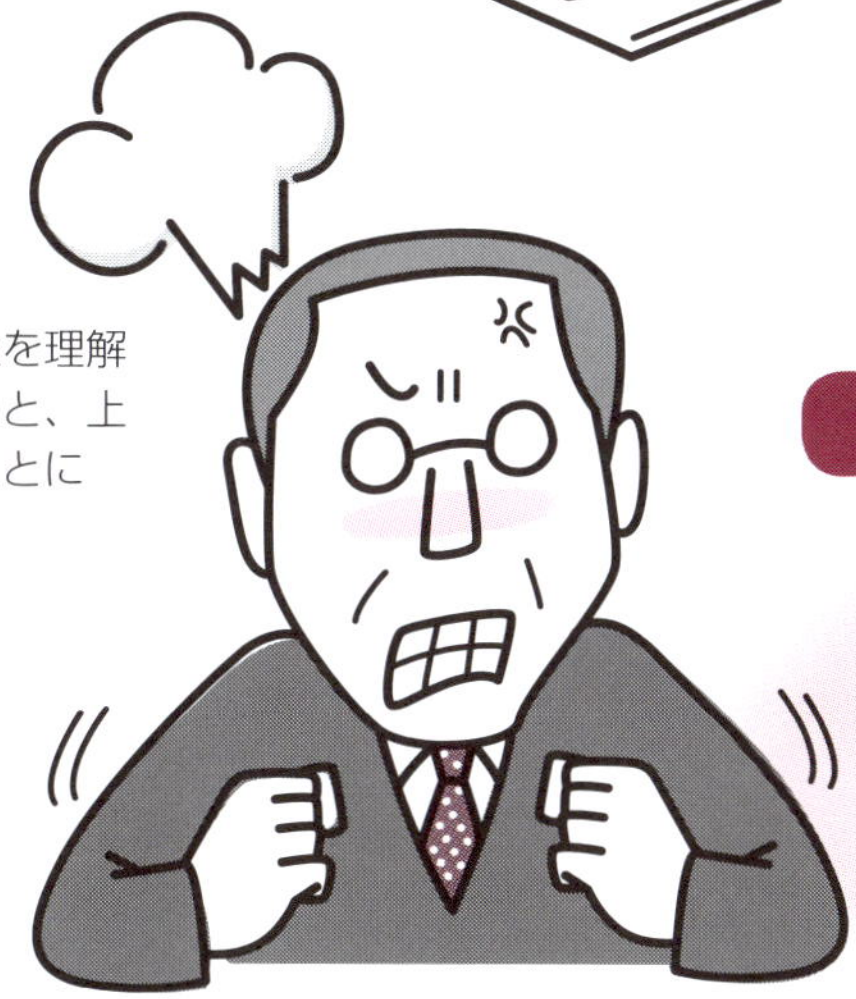

発達障害の特性を理解してもらえないと、上司を怒らせることに

ヒント

仕事の進め方を図示したフローチャートを作って確認してもらう、ＴｏＤｏリストを作る（→Ｐ52）、優先順位を聞くなどして、弱点を補いましょう。

仕事の場では、さまざまなトラブルが起こってくる可能性があります。自閉スペクトラム症でもＡＤＨＤでも、その特性のために、低評価になりがちです。

デジタル脳

もっとも理解できないのは「人間」

人間とは不思議なものですが、発達障害がある人にとっては、まったく理解不能。一方、理論は確実なもの。そこで、ものごとをデジタル的・論理的にとらえようとします。

0か1かのデジタル脳

自閉スペクトラム症では、中間、適度などの、「程度」をとらえることができません。オールオアナッシングの、0か1かのデジタルでとらえる傾向があります。いわばデジタル脳。グラデーションのような、**中間的でアナログ的な変化をとらえるのが、非常に苦手**です。

デジタル脳は、人間の感情のような目に見えないものは、とらえることができないのですが、**論理的な情報をもとに予測や推論をすることは可能です**。例えば、コンピューター、そして学問です。

不確かな人間関係を信用できないために、「金銭は確かで裏切ら

マニュアルが大切

職場のルールで就業は17時まで、と決まっていたら、そのとおり忠実に守ります。たとえ、同じチームの先輩が急な仕事で大忙しでも、本人にとってはルールを守ることが大切なのです。

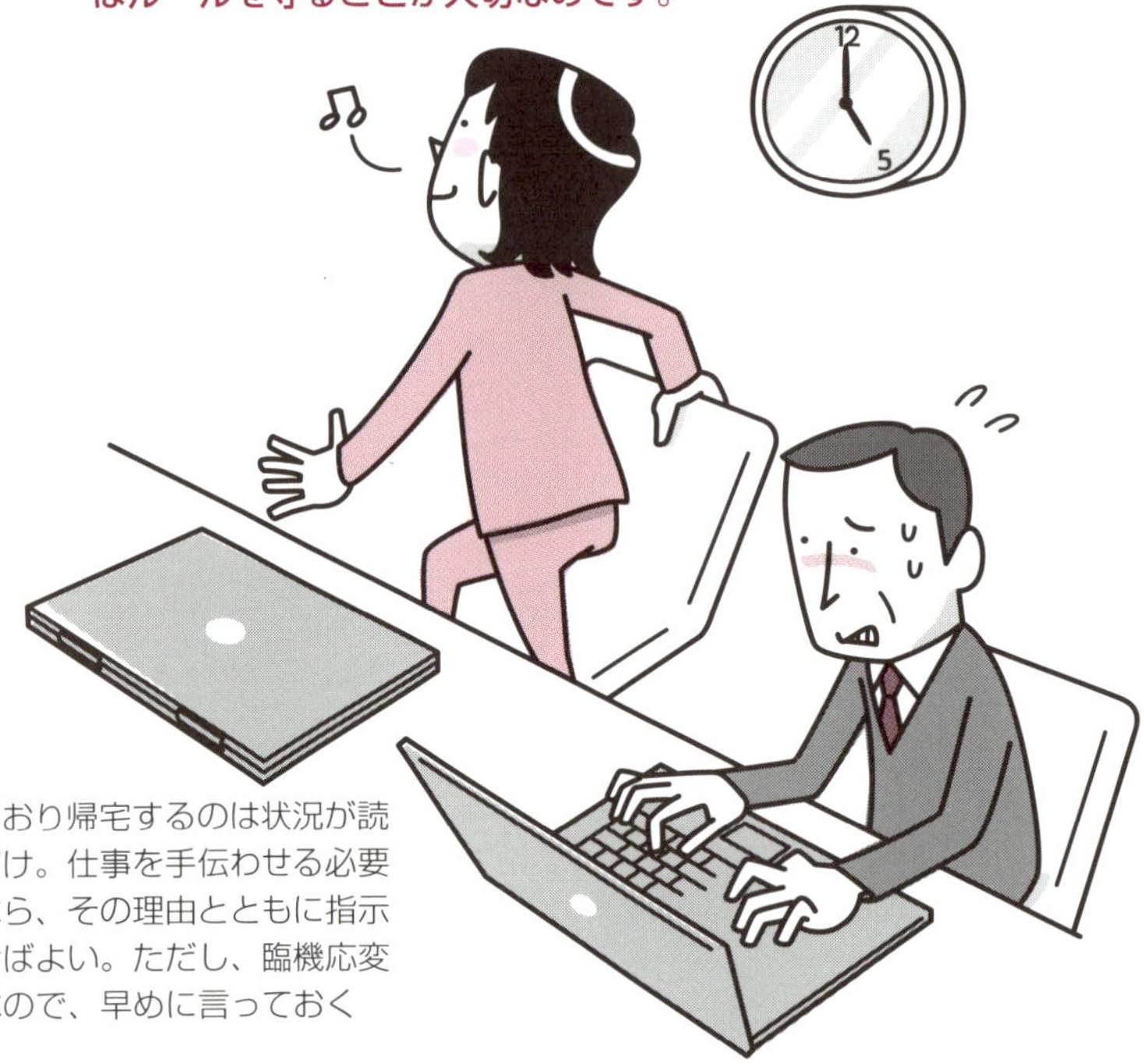

ルールどおり帰宅するのは状況が読めないだけ。仕事を手伝わせる必要があるなら、その理由とともに指示しておけばよい。ただし、臨機応変が苦手なので、早めに言っておく

グラデーションがわからない

デジタル脳とは、中間をとらえることが困難な脳です。発達障害のある人にとっては、この世はわからないことだらけ。本人は困ったり、悩んだりしていますが、表情に出せないので（→P69）、周囲の誤解を招くことになりがちです。

わからないこと

・人の心
・ぼかした言い方
・裏の意味
・ほどほど、適当

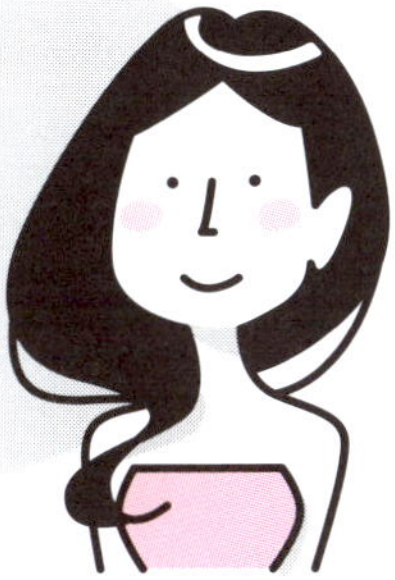

男性にとって女性の心は最大の謎

わかること

・数字
・論文
・マニュアル
・ルール

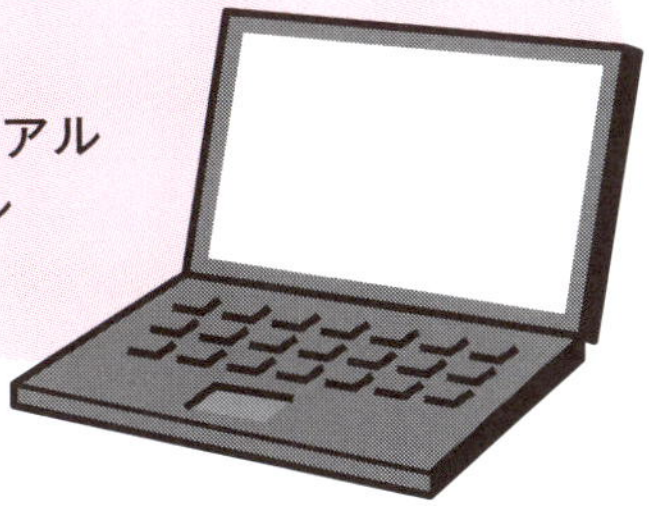

パソコンの作業は得意だったりする

ないものだ」と、吝嗇家《りんしょくか》になる人もいます。

職場では通っても家庭では通らない

デジタル脳には仕事の向き・不向きがあり、大まかに言えばスペシャリスト向きです（↓P76）。

また、演繹《えんえき》的な論理思考には有利で、職場では、ある程度理屈が通ります。

ただし、家庭は理屈だけでは通らないので、パートナーが苦労することが少なくありません。

演繹的な思考とは

ものごとを経験に頼らず、一般的な論理から考えて結論を導き出す思考。その代表が三段論法で、「AはBである。CはAである。だからCはBである」と考えていく。

▶▶対処①

特性に合った仕事に就き、慣れれば大丈夫

職場でうまくいかない理由が本人にはわかりません。叱責やミスが続くと、自信を失ってしまうことも。しかし、慣れれば大丈夫。まずは仕事を覚えてしまいましょう。

人によって苦手なところが違う

発達障害がある人が、みな同じ症状ではありません。同時並行作業が難しい、電話応対ができない、人の顔を覚えられない、変化に対する抵抗が強い、プレゼンテーションが苦手、相手の気持ちや立場をくむのが難しい、やりだしたら止まらない、ミスが多い、臨機応変が苦手など、さまざまです。どのような職業が自分に向いているかを考えてみましょう（→P76）。

自分の特性について適確に評価することが大切です。医療機関はそのためにあります。発達障害者支援センターや就労移行支援事業所の相談員も手助けしてくれるでしょう（→P90）。

仕事を覚えて慣れれば大丈夫

仕事を覚えることは簡単ではありません。大きなストレスにさらされ、自信を失ってしまうこともあります。しかし、人より時間はかかっても、慣れれば本来の力が発揮できると考えましょう。

指示どおりにやってみよう

仕事を覚えても、状況によってやり方を変更するように指示されることもあります。自分のやり方がいちばん正しいというこだわりが強いので、上司の指示に抵抗して人間関係を壊すことがあります。「言われたとおりにやる」と決めたほうが、やりやすくなります。

うまくいかないときは

上司に相談する

仕事のやり方がわからない、覚えられないなど、上司に相談することを考えても。向き・不向きがあるので、仕事の担当や部署の変更を検討してもらってもよいでしょう。

カミングアウトも

職場によっては「発達障害がある」とカミングアウトしても。ただ、障害枠での就労でなければ孤立や偏見のもとになることもあるので、慎重にしたほうが無難です。

ケーススタディ

家庭に論理思考を持ち込む夫には

夫婦カウンセリングをしている夫婦の例です。

体調が悪くて夕食をつくれなかった妻に、夫が「ぼくが働くから、夕食はつくるって約束したよね。約束を守れないなら、ぼくも守らないからね」と言ったそうです。妻はさすがにキレてしまって、日ごろの不満をぶつけたところ、夫はきょとんとして「なんで？」という態度。妻は「ますます頭にきました」と言いました。

＊

これを妻は「イーブン理論」とよんでいます。「彼なりの平等理論なのです。このおかしな理屈の、どこがおかしいかを説明するのが難しいのです」とのこと。

＊

夫にはまず、この世は原則と例外で成り立っていること、体調が悪いというのは例外に属することであると認識してもらいました。次に、妻が「体調が悪い」と言ったとき、気持ちを理解するより契約を優先する傾向があると気づいてもらうことにしました。

夫には「家庭は情緒的な場で、会社ではありません。その違いがわからないと家庭生活は壊れてしまいます」と話しました。そして、「夕食をつくれないのはどうしてだろう」と考えてみること、わからないなら妻に聞くことを助言しました。

仕事を覚えるために

もともと能力はあるので、仕事を覚えるには、下記のことを意識すれば大丈夫です。

こだわらない

別のやり方を指示されたとき、覚えたやり方にこだわらないこと。仕事に変更はあるもの、と考えて、そのときの指示どおりにやりましょう。

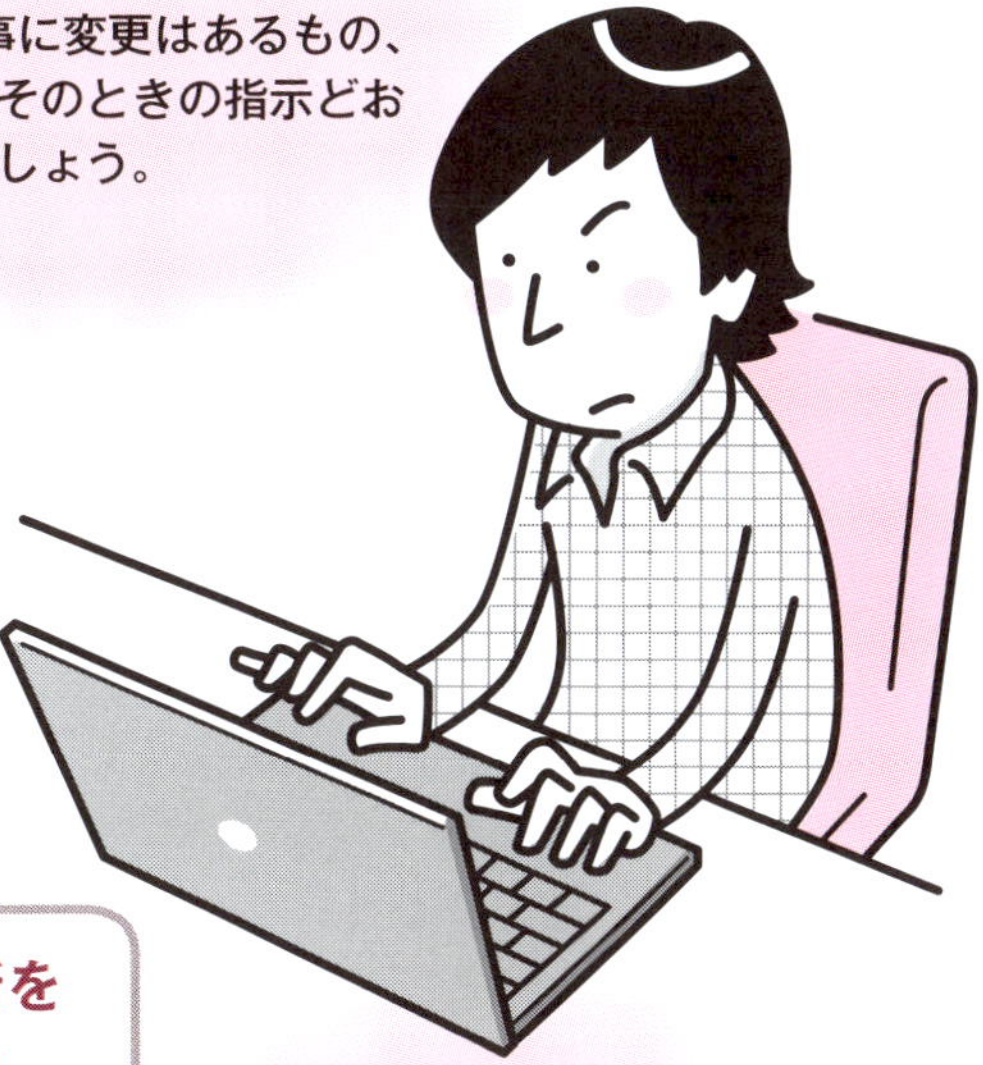

自分の長所を認めよう

マイナス面ばかりに目を向けず、自分にも仕事をするうえでの長所があると認めましょう。

自己否定しない

仕事に慣れるまではミスや失敗をすることもあります。叱責されることもあるでしょう。そのとき、落ち込んだり自己否定したりせず、反省すること。失敗やミスのパターンを覚えて、要注意ファイルにしまいましょう（→P66）。

▶▶対処②

TODOリストを作ってチェック

発達障害がある人は、仕事の優先順位をつけることが苦手です。やるべきことをリストアップして目のつくところに貼り、進行状況をチェックしていきましょう。

ToDoリストの作り方

仕事のスタートはリスト作りから。その日にやる仕事を整理して、着実にこなしましょう。リストは目につくところに貼って、チェックしていきます。

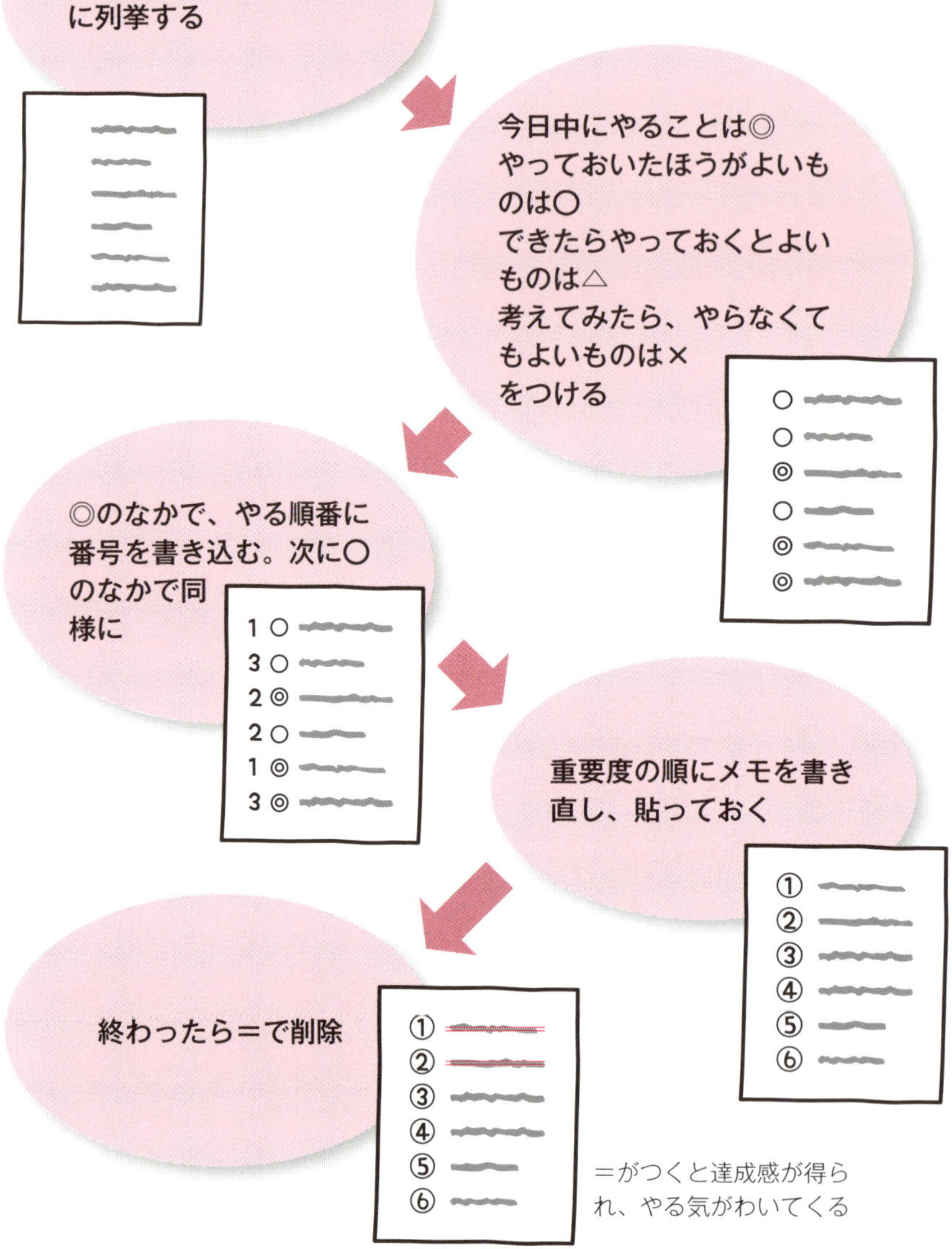
今日やる仕事をランダムに列挙する
今日中にやることは◎
やっておいたほうがよいものは○
できたらやっておくとよいものは△
考えてみたら、やらなくてもよいものは×
をつける
◎のなかで、やる順番に番号を書き込む。次に○のなかで同様に
重要度の順にメモを書き直し、貼っておく
終わったら＝で削除
＝がつくと達成感が得られ、やる気がわいてくる

自閉スペクトラム症でもADHDでも

発達障害のある人は、仕事の優先順位がつけられないという問題が起こります。仕事が山積みになって、何から手をつけたらいいのか、わかりません。

自閉スペクトラム症では、全体と部分の把握が困難であることと、今後の展開が予測できない特性が関わっています。目の前の作業に集中しすぎて、ほかの作業が目に入らないこともあります。

ＡＤＨＤでは、衝動性や不注意が関わっています。頭の中が混沌として、思考をまとめることができません。何かをやっているときに別の仕事が入ると、今やっていることを忘れてしまいます。

仕事を始める前にリストを作る

優先順位を間違えると、大きな問題になることもあります。本来は先にやるべきことをやっていないと、残業してでも片づけないといけません。

一日の始めに、ＴｏＤｏリストを作ることを習慣にしましょう。メモ程度でもいいので、自分のために視覚化するのです。複雑な手順がある仕事なら、フローチャートにするとよいでしょう。

予定外の仕事が入ったときには、いったん仕事の手を止めてリストを作り直します。

できれば、作ったリストは上司に確認してもらいましょう。

そのほか、よくある悩み

優先順位がつけられない悩みのほかにも、職場で起こりがちな悩みは以下の２つです。

もの探しばかり

片づけが苦手です。まずものを減らします。分類して収納する習慣を身につけましょう。そのためには、それぞれのものの定位置を決めておきます。

もの探しは遅刻のもと。前日の準備が大切。定期やカギなどの小物は１ヵ所にまとめる

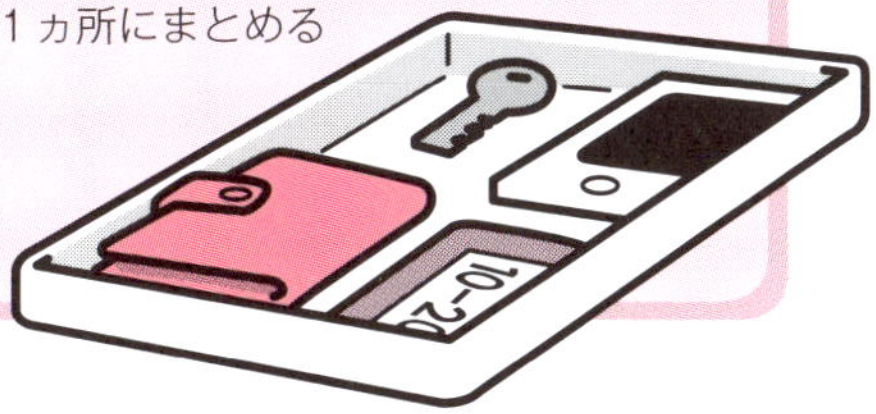

遅刻が多い

職場に遅刻したり、待ち合わせの時刻に遅れたりしないよう、時間管理の意識をもちましょう。常に時計を見て行動します。職場には、始業時刻15分前に到着するように。決めた時刻になったら、何があっても出かけます。

デジタル時計よりアナログ時計のほうがわかりやすい

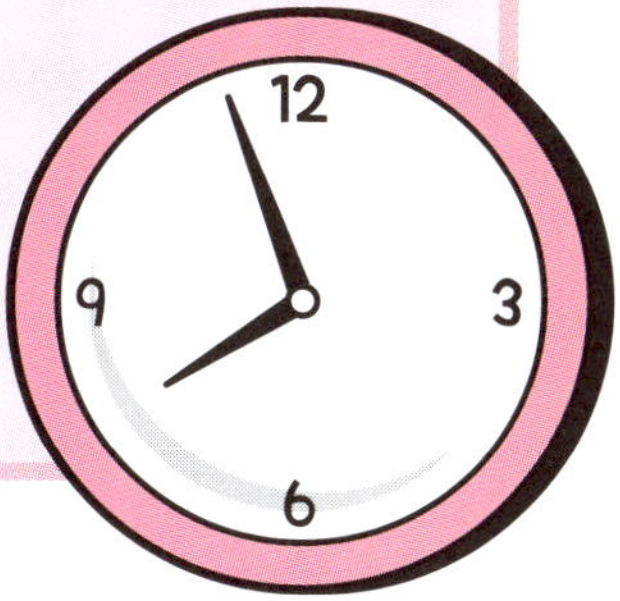

〈特性を知る〉 ケーススタディ

営業なのに「もうひと押し」をしないから契約がとれない

相談者：本人（Cさん）の上司

　Cさんは営業職なのですが、契約がほとんどとれません。「もうひと押ししろよ」「何しに行ったんだ」などと叱咤激励してもダメです。取引先で「ダメだね」と言われるとすぐにあきらめてしまうようで、すごすご帰ってくるのです。相手によっては、条件をひとつ下げればとれそうなのに、その塩梅がわからないみたいです。自分でもうまくいかないと悩んでいるようです。

関わっている特性

コミュニケーションの障害――阿吽の呼吸がわからない。「本当はいいよ」というメタメッセージが受け取れない

イマジネーションの障害――人の気持ちが推し量れない

▶対応のヒント

　阿吽の呼吸がわからないからといって、Cさんに能力がないとはいえません。ただ、押したり引いたり、相手とのコミュニケーションが重要な営業職は、自閉スペクトラム症のある人にとって、あまり向いていない職種です(→P76)。本人も悩んでいるようですし、できれば商談のない部署に異動してもらうほうが、本人のためでもあるし、会社のためにもなります。

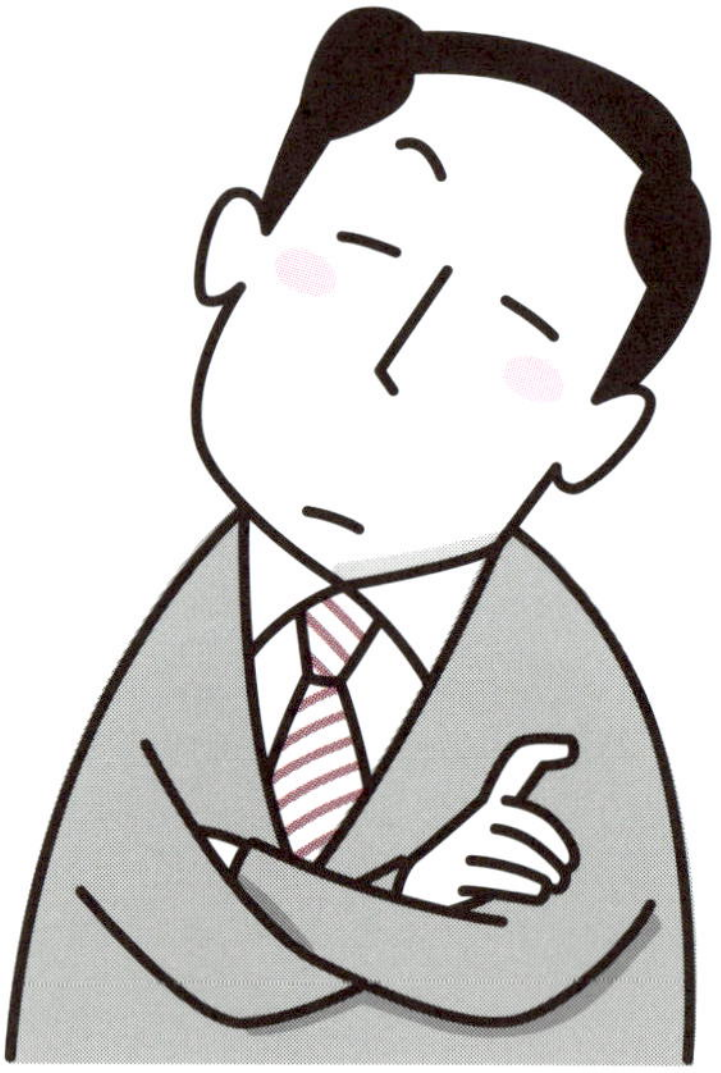

交渉の余地があるかどうかは、相手の表情やしぐさなどのメタメッセージから判断するものだが、Cさんは、それが読み取れない

3

固執性——興味や行動が広がらない

「がんこ」「融通がきかない」と思われがちです。
しかし、興味をもったものはとことん研究するし、
決めたことはきちんと守ります。
発達障害の特性を知ることは大切ですが、
マイナスにばかり受け取らず、
長所にもなることを知っておきましょう。

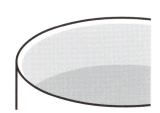

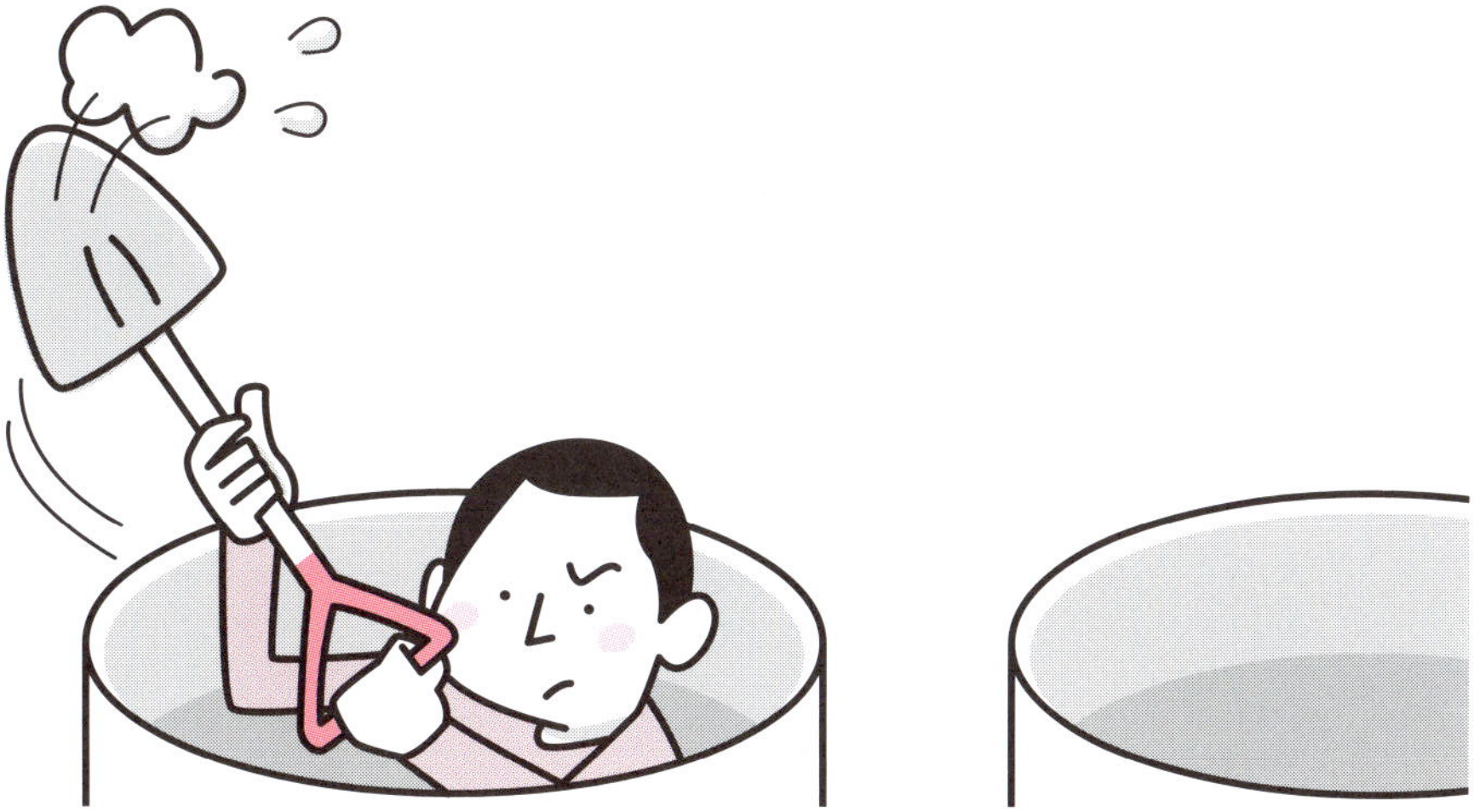

同一性保持の傾向①

同じことを続けていれば安心できる

DSM-5で自閉スペクトラム症に見られる「限定された反復的な様式」という特性は、わかりやすくいえば、「同じことをやりつづける」ということです。

発達障害での「こだわり」とは

発達障害の特性として「こだわり」とよくいわれますが、「こだわり」は一般的な意味と違うようです。発達障害での「こだわり」は、イマジネーションの障害もあって、現状を保持しようとするものです。

一般的には　　**発達障害の場合**

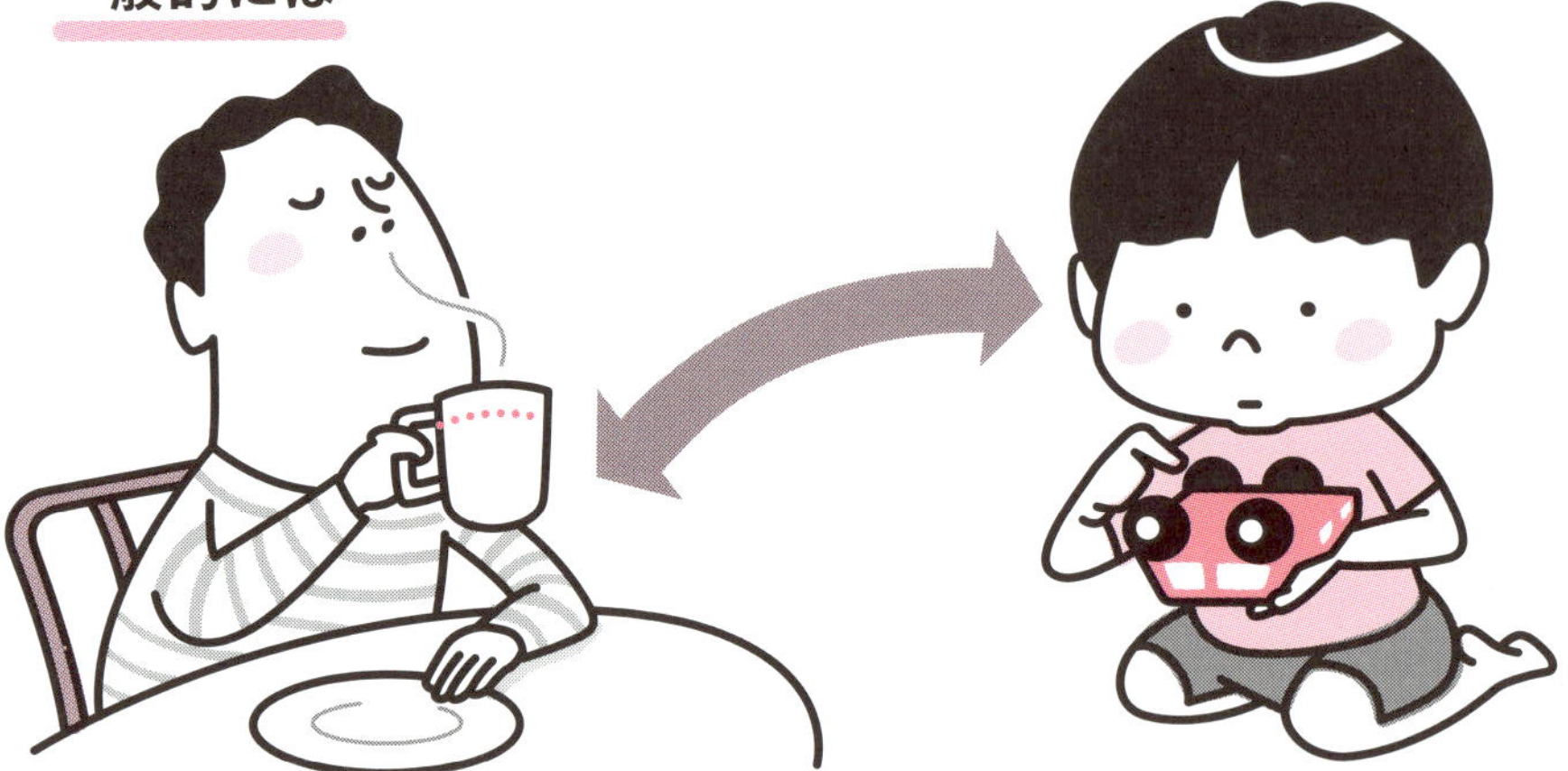

「コーヒーの香りにこだわる」などが、一般的な「こだわり」の意味。趣味だったり、がんこさによるものだったりする

おもちゃと実際に走っている車とが結びつけられず、遊び方が想像できない。目に見えるもの、つまり車輪を回しつづけることで安心する

ものへの「こだわり」とは少し違う

発達障害があると、見たものに見た以上の意味をつけることができません（→P16）。そこで、見たものに、自分なりのわかりやすいやり方で関わろうとします。自分が知っていること、慣れていることをやりつづけるほうが、安心できるのです。

これを「同一性保持」といい、「固執性」の中心となる特性です。

固執性は「こだわり」といわれることが多いのですが、一般的な意味とは少々違います。「こだわり」には、趣味的な要素がありますが、発達障害では、思考の切り替えや視点を変えるなどの「心の移動」ができないのです。

安心できるから

意味がわからないので、世界は不安に満ちていますが、慣れた環境で、同じことをやりつづけていれば安心できます。環境が変わるとパニックになります。

変化に対する抵抗

同じやり方にこだわっているのは、不安なのでいつものやり方を変えたがらないのです。

- ・融通がきかない
- ・同じやり方に固執する
- ・臨機応変ができない
- ・応用がきかない
- ・得意分野に耽溺《たんでき》する
- ・不意打ちに弱い

いつもと同じことをする

不測の事態に対応できません。イマジネーションの障害もあるので、新たな環境にどのような対応をしたらよいかイメージできません。

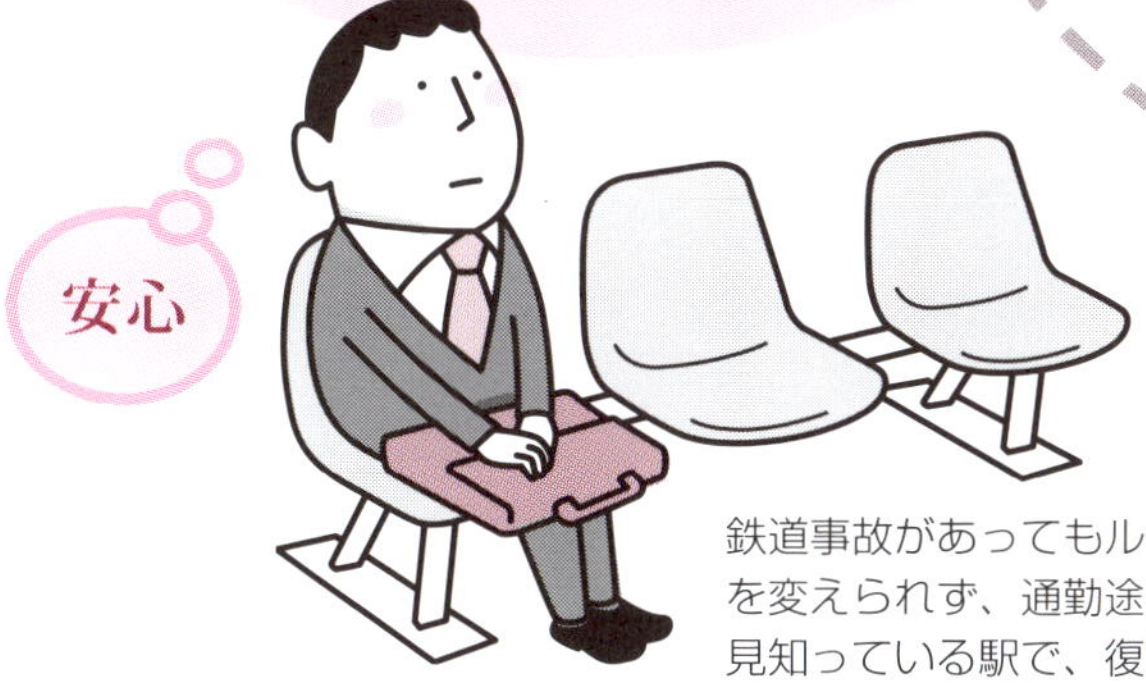

鉄道事故があってもルートを変えられず、通勤途中の見知っている駅で、復旧を延々と待ちつづける

パニックになることも

環境が変わるとどうしていいかわからず、パニックになることもあります。恐慌事態に陥り、統制がとれず、大混乱になります。怒りとして表れる人もいます。

ささいなことでも、パニックになることもあります。

変化のない環境で深く追求したい

「同一性の保持」とは、「変化に対する抵抗」と言い換えることもできます。同じことをやるにも慣れた環境のほうが安心ですから、環境の変化に抵抗するのです。

日常の場面では、臨機応変な対応が苦手です。予定外のできごとが起こっても、応用したやり方をイメージすることもできないので、いつもと同じやり方で対応しようとします。

強迫症に見られることもある

かたくなに確認作業や手洗いなどをやりつづける場合は、強迫症と見誤られることがあります。

強迫症との違いは、その行為をおこなっているとき、本人が苦痛を感じていないことです。強迫症の場合は、手洗いなどを「やめたい」けれどやめられずに苦しんでいます。発達障害の場合は、やめたいと思っていません。

同一性保持の傾向②

ひとつのことを深く掘り下げていく

発達障害のある人は、変化に対応できず、同じことをやりつづけていると安心できます。わかりやすく得意な分野に耽溺し、深く掘り下げていく様子は、「穴を掘る人」のようです。

安心できるから

同一性保持の特性があるので、同じことをやりつづけていると安心できます。

安心できる
なじみの環境で、わかりやすいことをやりつづける

↓

ひとつのことをやりつづける
変化に対する抵抗が根本にあるので、同じことを続ける

↓

うまくなる
知識が蓄えられ、技術的にもアップする

↓

スペシャリストに
その領域のスペシャリストになれる

得意な分野でスペシャリストになれる

発達障害のある人は、ひとつの分野に耽溺する傾向があります。その分野とは、本人にとって「わかりやすい世界」です。関心のあるテーマを追いつづけたり、特定の知識を身につけたりして、そのジャンルのスペシャリストになることもあります。仕事上では、職人や専門家に向く特性です。

狭い領域の知識は豊富になりますが、特定の領域のことしか知らず、興味のあることが限定的なので、ムラができます。

こうした特性から、例えば、恋人はできにくいかもしれません。自分の得意な分野の話題ばかりでは、パートナーはつくりにくいでしょう。

「穴を掘る人」と表現できる

ひとつのことを掘り下げていく様子は「穴を掘る人」です。

掘った穴の中は見慣れた世界。思いどおりにコントロールすることができる、安心できる世界です。

穴を掘りつづけ、やがて壁しか見えなくなると、ものごとを俯瞰《ふかん》的に見ることは困難になります。

穴を掘る人

ひとつの分野を掘り下げていく様子は「穴を掘る人」のようです。穴は自分でつくることができ、安心できる場所になります。

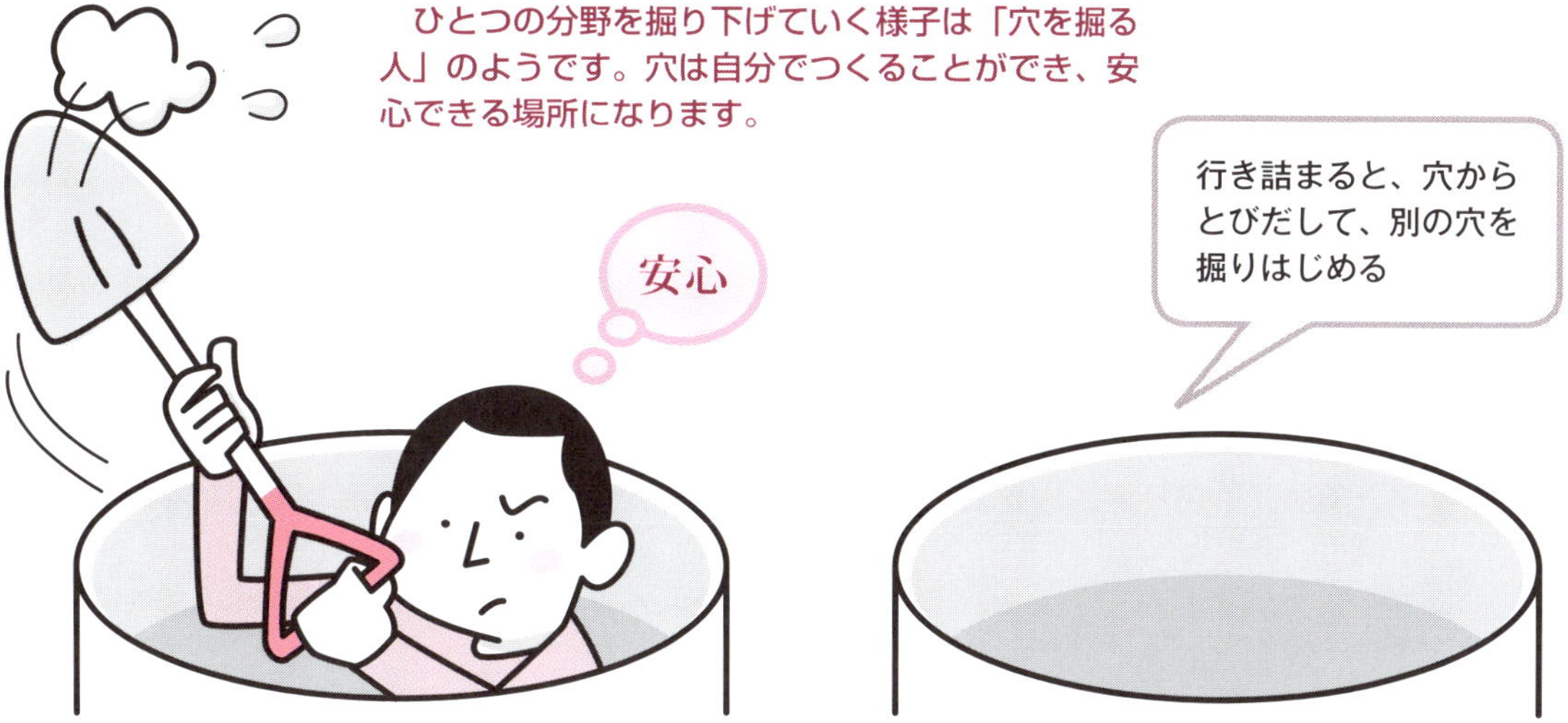
安心
行き詰まると、穴からとびだして、別の穴を掘りはじめる
自分にとってわかりやすいこと、興味のあることを、どんどん掘り下げていく
穴どうしは関連していない。つまりまったく別の領域を掘り下げはじめる

注意したいのは……

掘りつづけてやめられなくなることがあります。これは仕事でも趣味でも同じこと。徹夜をいとわず働いてしまったり、家の中を片づけはじめると止まらなくなったり、SNSをやめられなくなったりします。

やりつづけてしまうのを止める方法

固執の関心がインターネットの世界に向かうことがあります。その結果、SNSやゲームをやめられなくなって依存症になったり、課金して大金を失ったり、寝る間も惜しんで続けて睡眠障害になることも。

スマホを使うときには、やる時間を決めて守りましょう。アラームを自分でセットし、鳴ったら途中でもやめます。自分でセットすることが肝心です。

アラームをたくさん用意すればよいわけではありません。ひとつでもきっちり守ります。

自信がないなら、学生時代、試験終了のチャイムが鳴ったら、なにがなんでも鉛筆を置かなければならなかった感覚を思い出してください。これはスマホ以外にも応用できます。

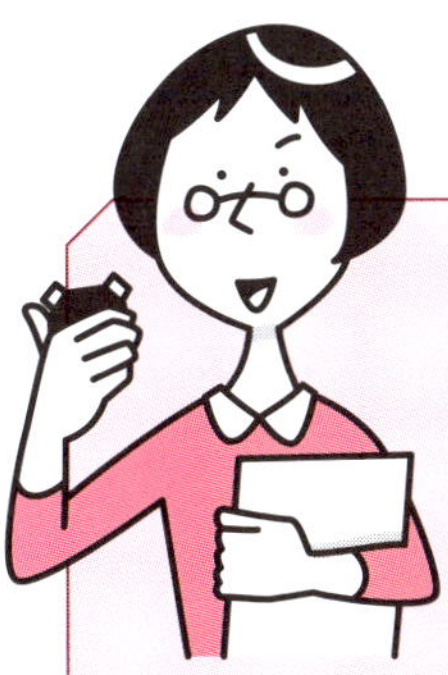

アラームは試験官の「やめ」という言葉と同じ

自分の見た景色でしか、ものが見えない

自分の見た景色でしかものが見えないのは、イマジネーションの障害と、同一性保持の傾向とが関連している特性です。景色とは自分ルール。その自分ルールが世界標準だと思っています。

事情や真意は見えない

定点観測者には、自分なりに優先するルールがあり、それに抵触すると怒りがわいてきます。下記の例は「男女平等」というルールが優先されています。

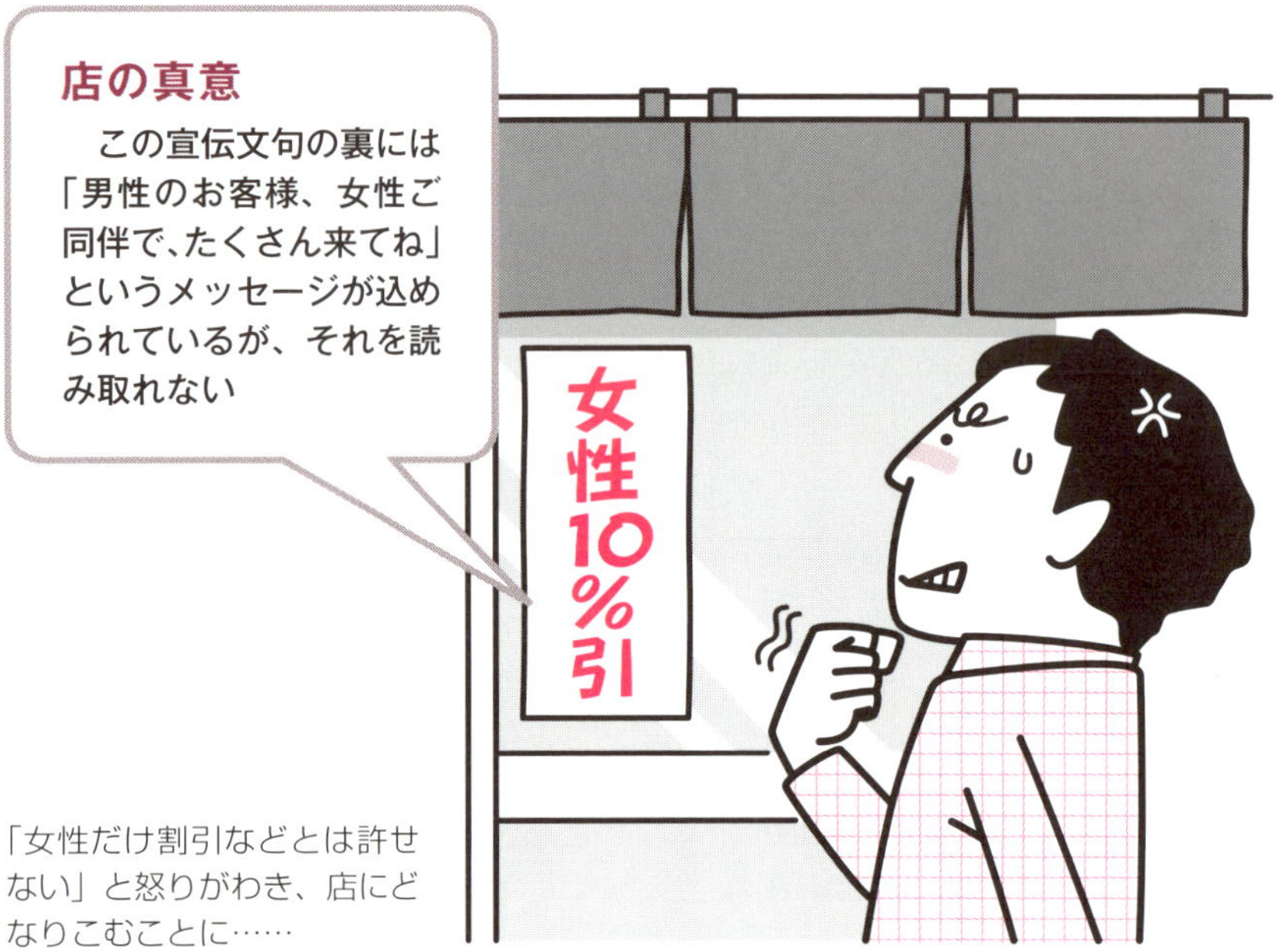
店の真意
この宣伝文句の裏には「男性のお客様、女性ご同伴で、たくさん来てね」というメッセージが込められているが、それを読み取れない
女性10％引

「女性だけ割引などとは許せない」と怒りがわき、店にどなりこむことに……

自分の視点から動けない

人の気持ちや状況がわからないのは、相手の立場に立つことが苦手だからです。心が移動できず、常にひとつの点からものごとを見ている「定点観測者」です。

これは同一性保持の傾向に関連した特性ですが、イマジネーションの障害にも関連しています。

本人も周囲も怒り人間関係に亀裂が

定点観測者は、自分のルールや価値観、やり方が世界標準だと思い込んでいるので、それを破る人がいると混乱したり、許せなかったりします。周囲の人に突然怒りをぶつけることもあります。

特性が複合している

定点観測をするのは、いくつかの特性が複合的に関わっています。同じ場所から一点に集中して見ているので、部分と全体の関係をとらえることも、うまくできなくなります。ただ、同じ場所から同じものを見ているので、対象についてよく知るようになるという長所にもつながります。

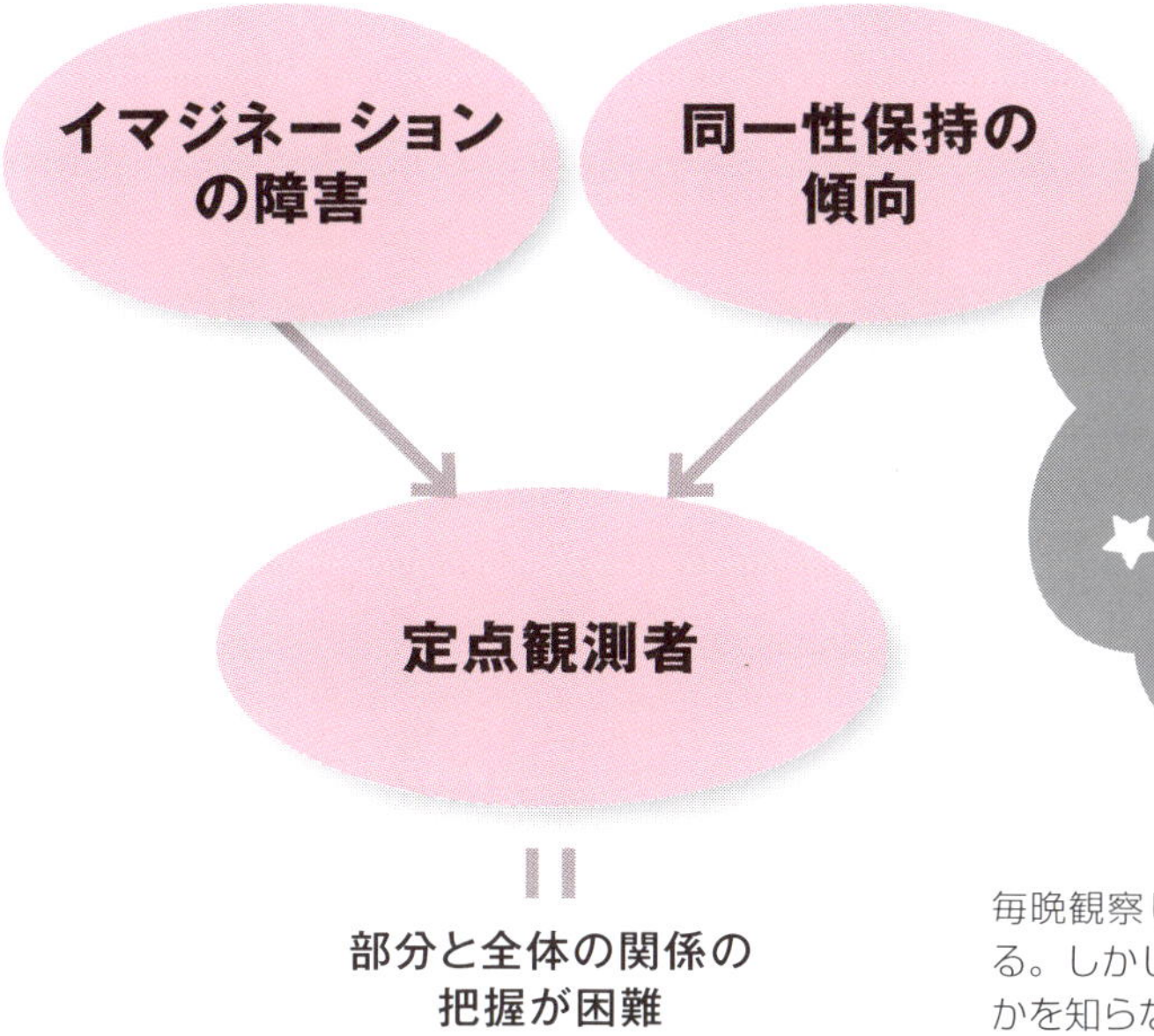

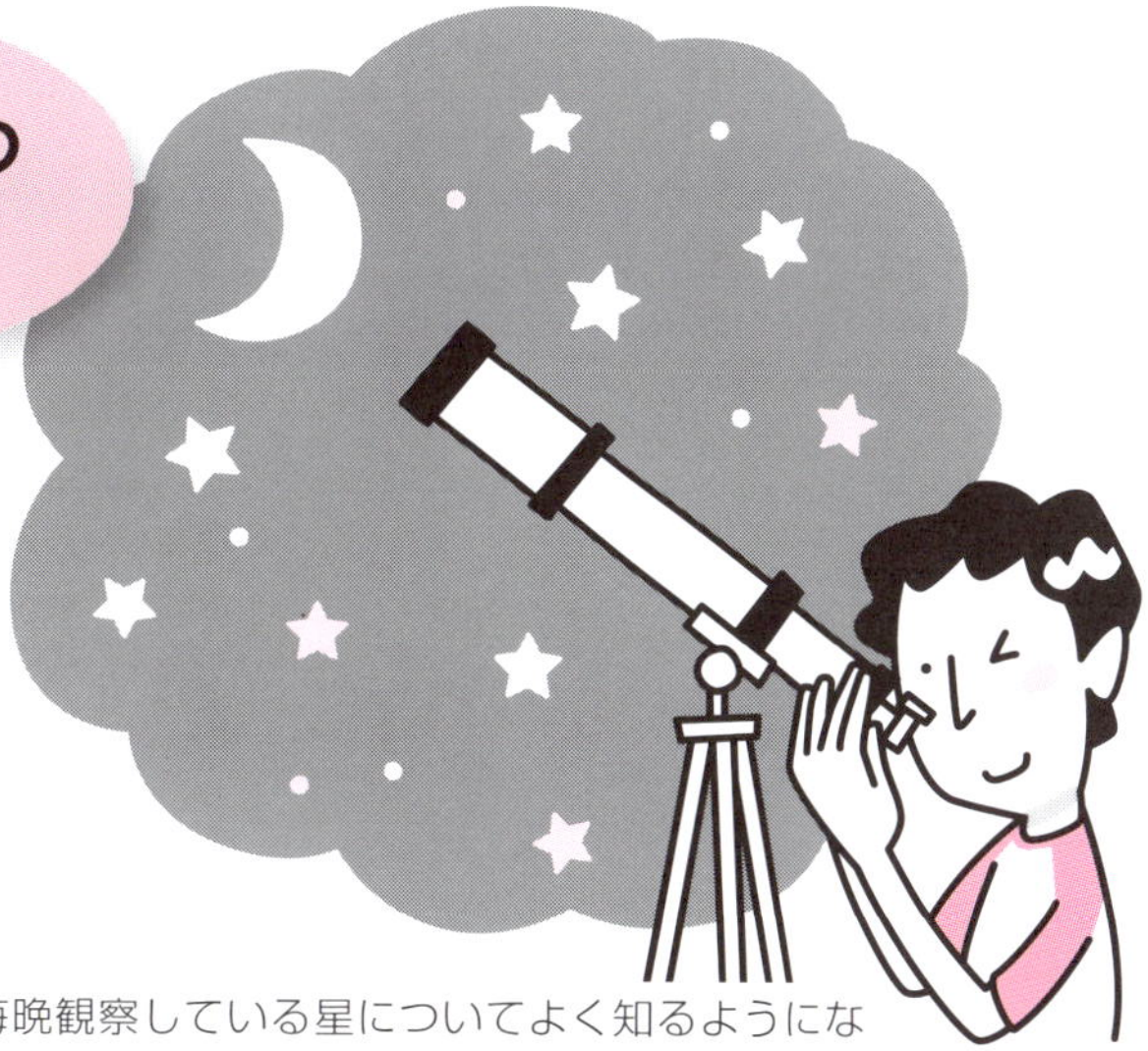

毎晩観察している星についてよく知るようになる。しかし、その星が宇宙の中でどの位置にあるかを知らなかったりする

本人は自分が周囲の人に不快な思いをさせていることはわからないのですが、自分が不快にさせられたことはわかります。そのため、「裏切られた」「理不尽だ」と怒っていたりします。

周囲の人にとっては、一方的に怒る人、がんこで話にならない、職場の上司からは扱いづらい人などと思われます。定点観測の特性は人間関係や仕事の面で、マイナスの影響が小さくありません。

全体と部分との関係を把握できない

地図の一点だけを見ていると、そこが海か陸かがわからなくなってくることがあります。

定点観測者も対象だけをクローズアップして見てしまうので、その対象が全体のなかでどういう位置にいるかが、わかりづらくなります。場にそぐわないことを言ったり、仕事で優先順位が決められなかったりするのは、この特性が関わっています。

驚異的な記憶能力

記憶は上書きなしで、そのまま保存

記憶というものは、時間がたつにつれ、徐々に劣化していきます。忘れてしまうこともあるでしょう。ところが、発達障害のある人のなかには、記憶を風化させずに、そのまま保存している人がいます。

必要がないことも すべて画像で記憶

発達障害のある人のなかには、驚異的な記憶能力をもっている人がいて、タイムスリップ現象があるといいます。

タイムスリップ現象とは、過去の印象深い体験が動画のように再現される現象です。そのとき、そこにいるかのように、細かい部分も鮮明に目の前に現れます。静止画で現れる人もいます。

PTSD（心的外傷後ストレス障害）と似ていますが、タイムスリップ現象で現れるのは印象的な体験で、よいことも再現されます。ひんぱんに現れるので仕事に支障が出るほどですが、薬物療法がよく効きます（→P86）。

カメラアイ

驚異的な記憶のしかたとは、見たままをまるでカメラで撮影したかのように脳に保存できることです。カメラアイともいいます。

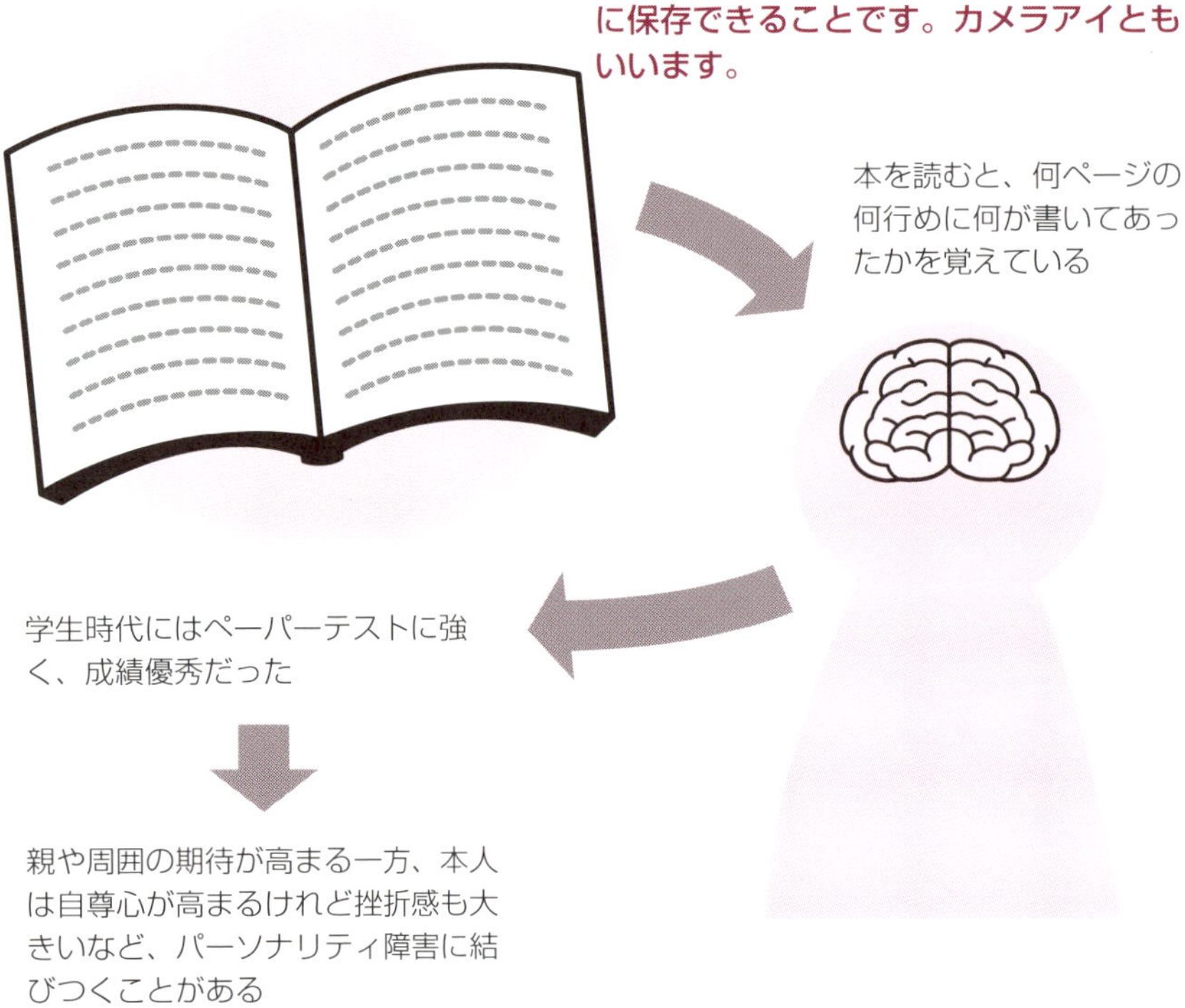
本を読むと、何ページの何行めに何が書いてあったかを覚えている
学生時代にはペーパーテストに強く、成績優秀だった
親や周囲の期待が高まる一方、本人は自尊心が高まるけれど挫折感も大きいなど、パーソナリティ障害に結びつくことがある

記憶のしかた

記憶は時間がたつにつれて不鮮明になるもの。ところが驚異的な記憶能力をもつ人は、記憶は上書きされず、最初のまま保存されています。情報量が多くても、見たままを記憶できます。

丸暗記

教科書や参考書などのテキストを見たら、まるごと頭に入る

数字や計算

ナンバープレートを一度見たら忘れない。計算が得意な人もいる

細部まで

その場にいた人の服装、家具の配置など必要がないことまで覚えている

視覚優位

聞いたことや考えたことではなく、見たものを見たまま覚えている

タイムスリップ現象

↓

苦しむこともある

つらい記憶は時が解決するものです。ところがこうした特性があると記憶は劣化しないので、つらいことは時が解決するといっても慰めにはなりません。

↓

PTSDとは異なる

ＰＴＳＤは生命を脅《おびや》かされるような体験がトラウマになり、後日、なんらかのきっかけで記憶がよみがえると、動悸、息切れ、不快感などに襲われるものです。

恥をかいた、怒られたなどの体験の状況が再現するタイムスリップ現象とは異なります。

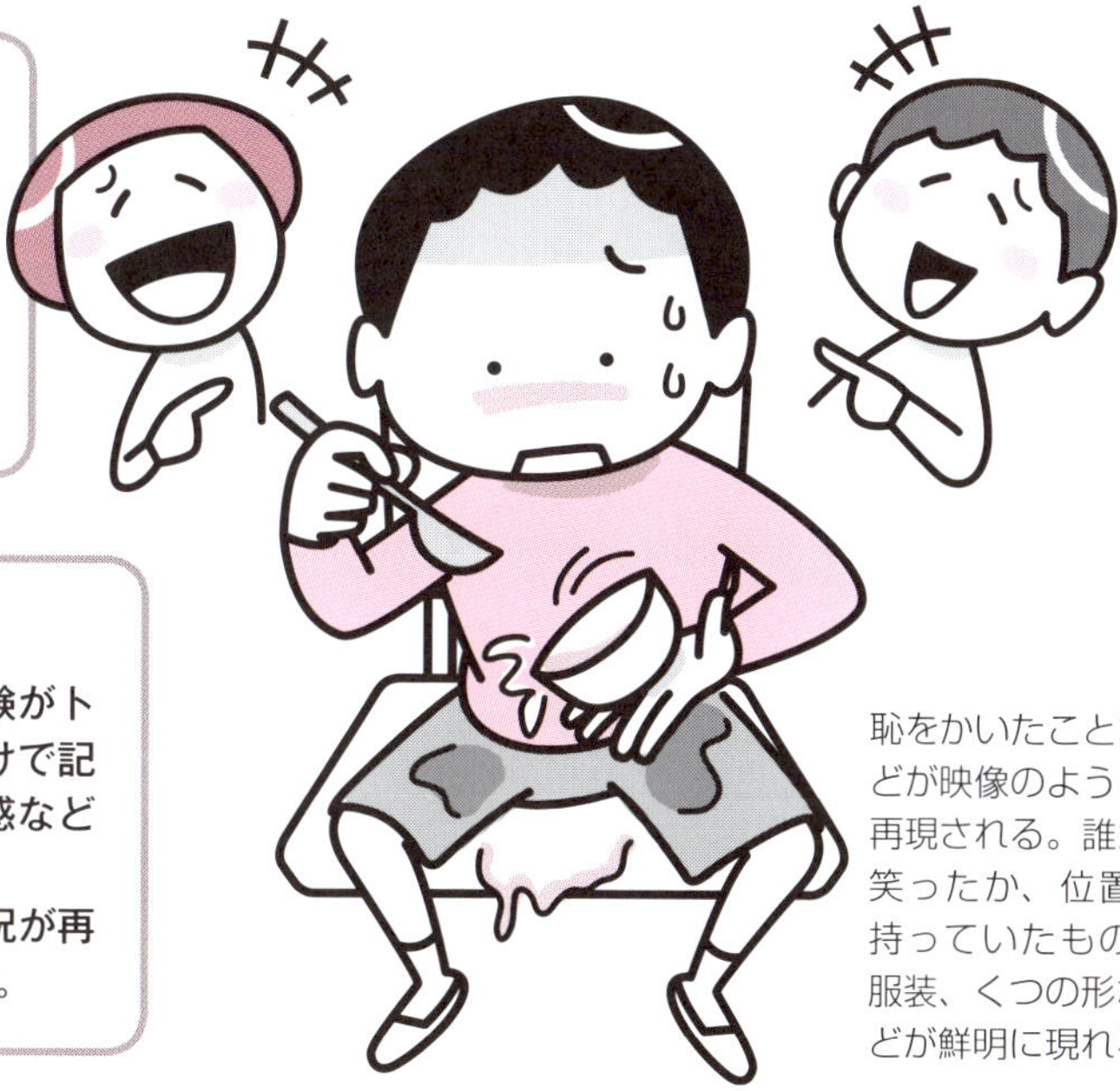

恥をかいたことなどが映像のように再現される。誰が笑ったか、位置、持っていたもの、服装、くつの形などが鮮明に現れる

▶▶対処①

「同一性保持の傾向」は長所にもなる

できないことや叱責されることばかりに目がいき、自己評価が下がっている人がいます。しかし、発達障害の特性は、長所にもなりうるのです。

自己否定に陥る人もいるが

職場でのミスや叱責が続くと、自信をなくしたり、自己否定に陥ったりするのも無理ないでしょう。しかし、人間誰にでも苦手なことはあるもの。自分だけがダメなわけではありません。

発達障害の特性は、見方を変えれば長所でもあります。

同一性保持の傾向は、常に自分のやり方をパターンとしてやっていけるということ。決まったパターンで処理できるような仕事であれば、長く続けることができます。この特性はスペシャリストに向いているといえるでしょう。

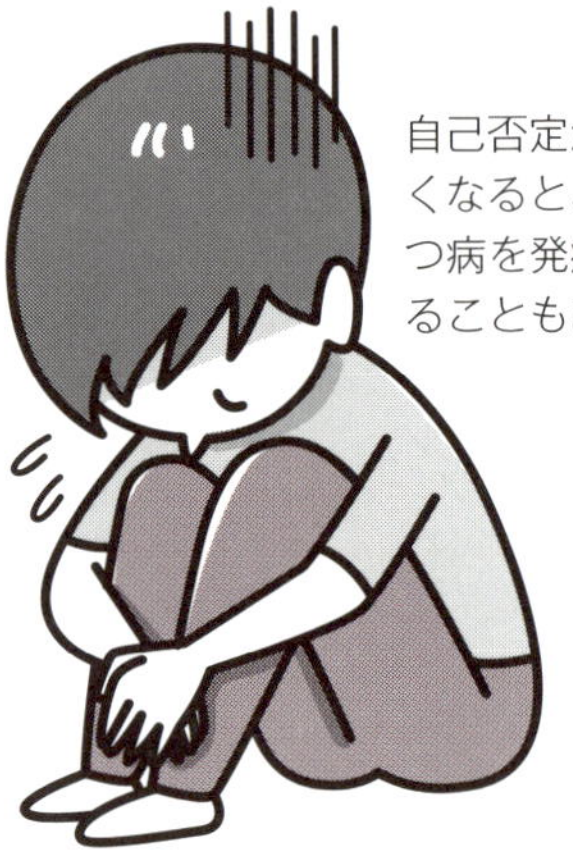

自己否定が強くなると、うつ病を発症することもある

飽きずに同じことを続けられる

臨機応変に対応できなくても、マニュアルさえあれば、ルーティンワークができます。多数派の脳では飽きてしまうようなことも、少数派の脳は飽きません。

ほとんどの人がまじめで、ウソをつかずに働きます。たとえ仕事を覚えるのは遅くても、一度覚えて慣れてしまえば、人並みかそれ以上に働くことができます。

職場の人へ——話せばわかる

指示どおりの仕事があがってこなかったり、こだわりがあって自己主張したりするなど、意思の疎通ができないと感じることがあるかもしれません。

しかし、話せばわかる理解力はあります（大人になってから見つかる発達障害は知的障害がないので）。自閉スペクトラム症の人なら、むしろ理論的に話すことが有効です。話をするときには、感情的にならないよう心がけてください。

なぜできないのか苦手なポイントがあるはずですから、やり方を工夫します。本人用のマニュアルを作ってもよいでしょう。

長所に気づこう

発達障害の特性は、働くうえでの長所にもなりえます。自分にある長所に目を向けましょう。

自閉スペクトラム症

まじめにコツコツ仕事をする

ウソを言ったり、手抜きしたりせず、指示されたとおりに働く

飽きずに続けられる

同一性保持の傾向があるので、同じことをやりつづけられる

マニュアルがあればきちんとこなす

勝手な変更などせず、マニュアルどおりに働く

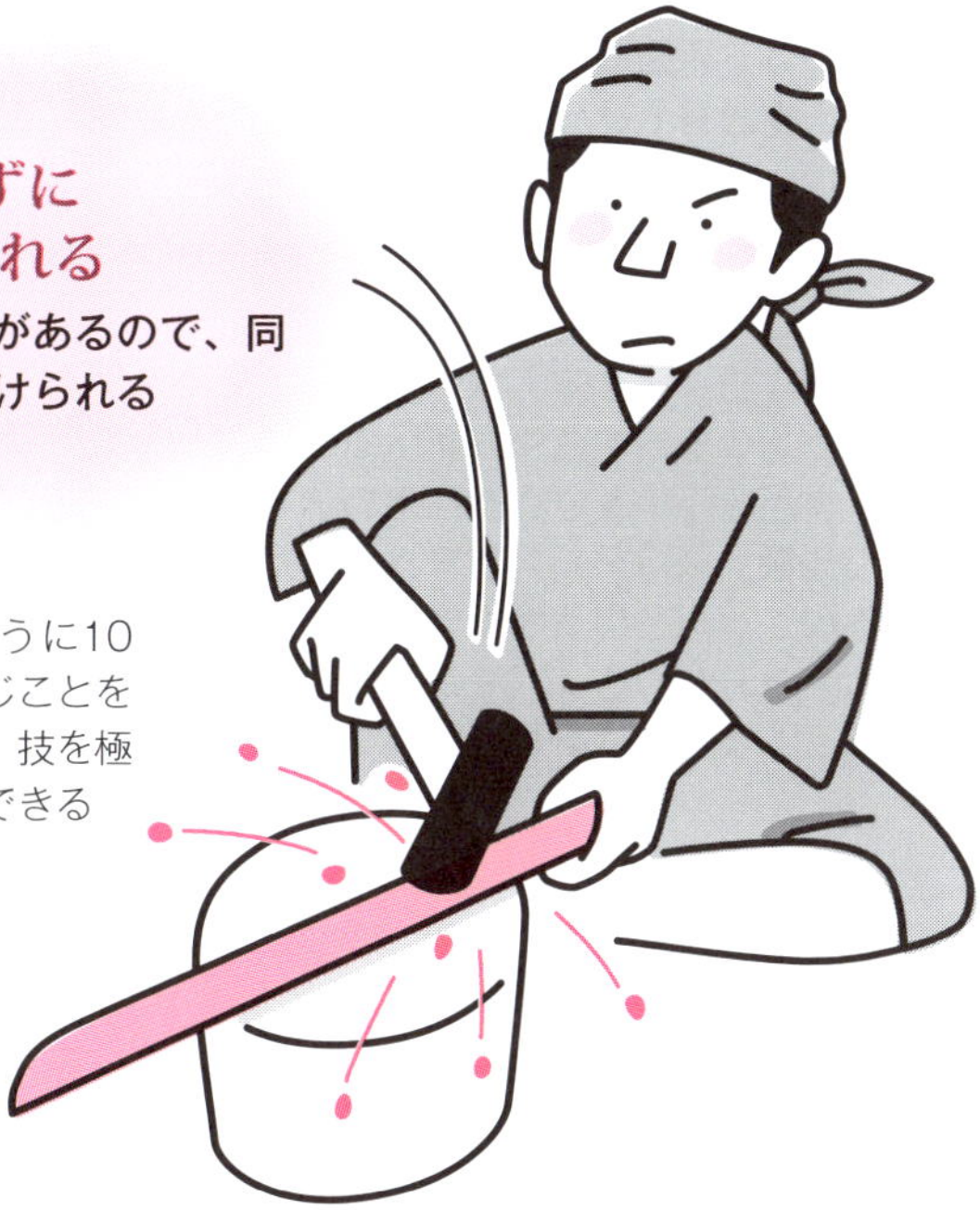

刀鍛冶のように10年単位で同じことをやりつづけ、技を極めることができる

ADHD

発想が豊か

興味の範囲が広く、思いがけない発想をする

明るく社交的

楽しいおしゃべりや気配りができる

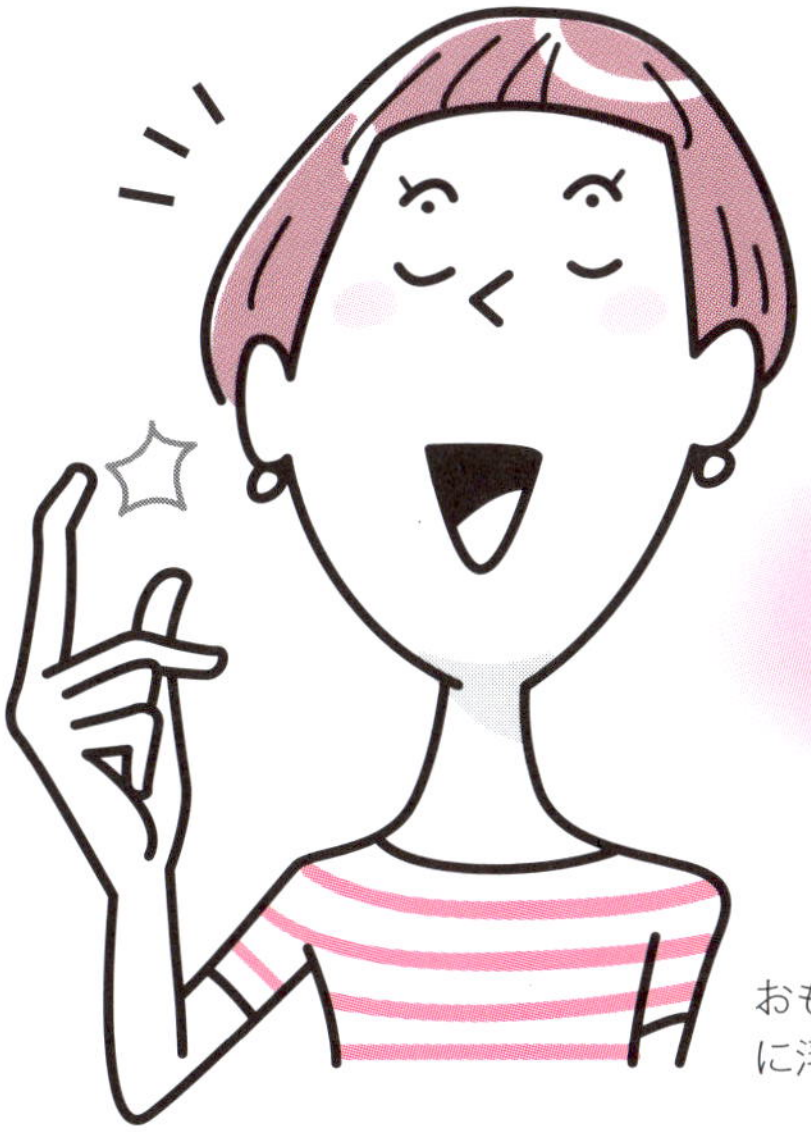

おもしろそうな企画がパッと頭に浮かんでくることも

▶▶対処②

記憶のファイルを取り出して臨機応変に対応する

発達障害の、臨機応変に対応できない特性に対しては、「ファイル」を活用します。少数派の脳はデジタル脳で、記憶をファイルとして蓄積できるのです。

臨機応変の対応

発達障害がない人は、予想外の状況になっても、過去の経験が蓄積されているので、目の前の状況にもっとも合う行動をとることができます。

失敗から学ぶ
↓
経験を蓄積する
↓
行動を修正する
↓
適した行動を身につける

類推や応用が苦手で臨機応変に対応できない

発達障害のない人は、臨機応変に対応するとき、過去の経験をもとに行動します。まったく同じ状況に陥ったわけではなくても、過去の似たような経験から類推したり、別の経験を応用したりして、その状況に合った行動をとることができます。

発達障害では、同一性保持の傾向とイマジネーションの障害があるため、類推や応用が苦手です。臨機応変に対応できず、混乱したり、パニックに陥ったりします。

見方を変えれば解決策が見える

臨機応変が苦手という特性は、見方を変えれば、常に想定の範囲内で動いているということになります。ただ、想定するパターンが少ないだけ。つまり、想定パターンを増やせばよいのです。デジタル脳という特性からみると、ビット数を増やすようなものです。

一方、発達障害のある人は、記憶を上書きなしで、そのまま保存しています。状況が変わると応用がきかないのは、それぞれを固有

発達障害の場合

予想外の状況でパニックにならないよう、過去の経験から適正な行動を確認して、そのパターンを記憶しておきましょう。

記憶を再現する

↓

適正な行動を確認する

↓

対応のパターンを保存

↓

次回に取り出して実践

ファイルを蓄積する

状況と行動を結びつけたパターンをファイルにしてためます。失敗した行動は採択せず、うまくいった行動をファイルにしましょう。

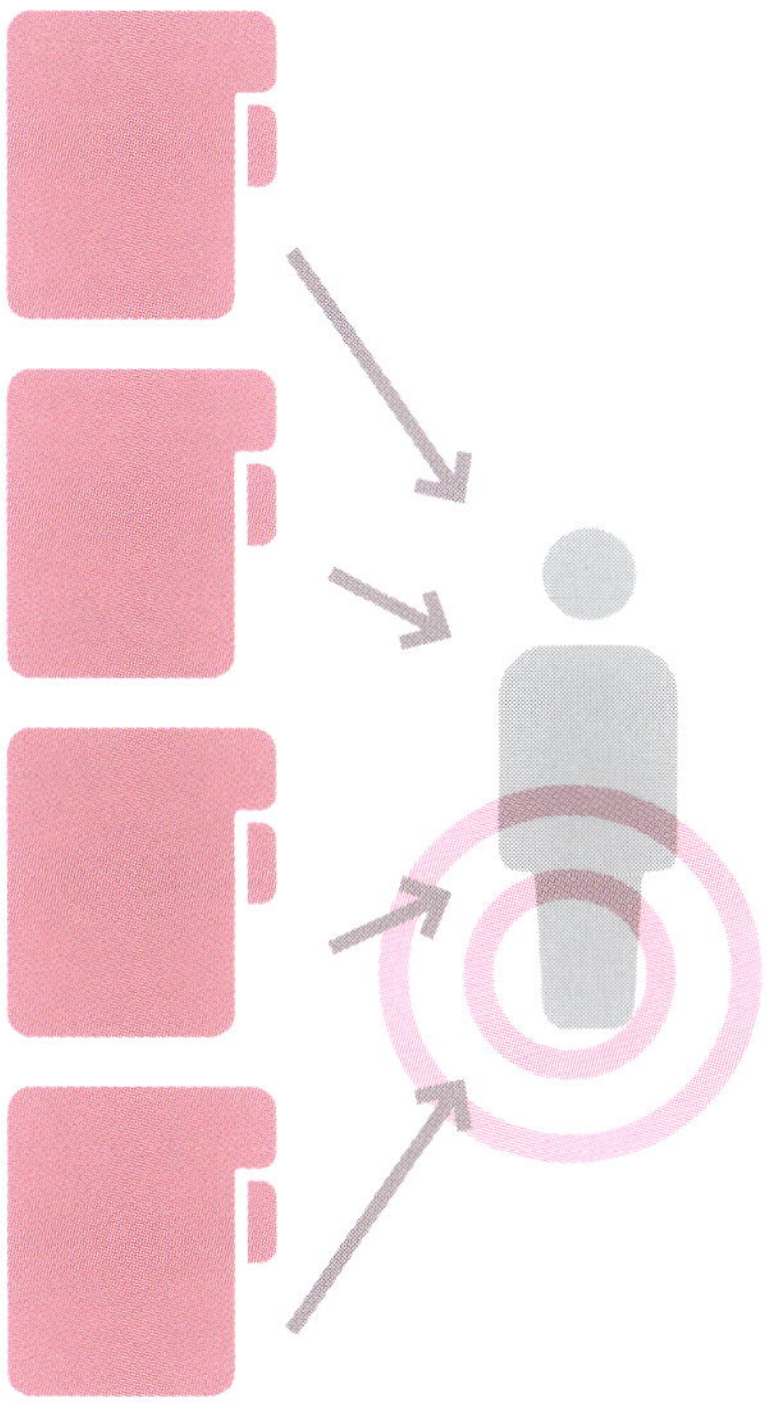

1つの状況と1つの行動を1つのファイルにして、そのファイルじたいの数を増やす

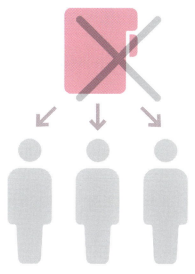

1つのファイルから、別の状況に応用することは困難

のファイルのように記憶しているからといえるでしょう。

状況と行動のパターンをファイルとして記憶する

想定パターンを増やすには、記憶のファイルの数を増やせばよいのです。人に会うとき、どういう行動をとり、どういう会話をしたらうまくいったか、成功したパターンを記憶します。成功パターンのファイルが増えてくると、ちょうど、ビット数が増えたのと同じことになります。

いざというとき、多くのファイルの中から適切なものを選べば、だいたいのことはそれほど間違えずにすむでしょう。

知覚過敏

音や光に弱く、仕事にさしさわる

五感が過敏で仕事にも生活にも支障をきたします。特に、音に過敏です。発達障害では圧倒的に知覚過敏の人が多いのですが、まれに鈍麻の人もいます。

過敏になる感覚

五感の全部が過敏な人と、一部だけが過敏な人がいます。

多い

音（聴覚）
職場でする音がじゃまで仕事ができない

光（視覚）
照明をまぶしく感じて目をあけていられない

触覚
肩を組まれるのはいや
肌着のすれる感じがいや

におい（嗅覚）
いやなにおいに敏感
いやだと感じるにおいが多い

味覚
受けつけない食べ物がある
偏食傾向

音に対して過敏な人が多い

知覚過敏は本人に大きなストレスになります。特に、音に過敏な人が多く、音がすると集中できない、騒音に対する耐性が弱いなどの問題が起こります。

例えば、職場ではコピー機の音や、ドアの開閉音が気になったりします。隣席の人に「パソコンのキーボードをたたく音がうるさい」とクレームをつけ、トラブルになった例もあります。

耳栓の使用をすすめますが、ほかの音が聞こえなくなるのも困ります。聴こえ方が調整できる耳栓を選び、職場にも事情を説明しておきます。なお、保険適用外ですが有効な薬があります（→P86）。

不快感を制御できない

怒り、落ち込み以外の感情を表せない

衝動性はADHDの特性だと思われるでしょうが、じつは自閉スペクトラム症にもあります。どちらの発達障害でも、感情の表出やコントロールがうまくできないのです。

感情の表し方が下手で怒りを抑えるのが困難

侮辱されたり嫌われたりするのは感じ取れるので、怒ったり落ち込んだりします。しかし、それ以外の感情を表すのは下手です。衝動性が強い人は、怒りだしたら止められなくなります。混乱すると怒りになる人もいます。

楽しいと思うことはあるのですが、うまく表情に出ません。感謝の念を表したいのに、皮肉を言ったようになったりするので、**感情のゆき違いが起こります。**

また、衝動性をコントロールできないために、ものごとへののめり込み、依存しがちです。インターネット依存、ギャンブル依存、買い物依存などにつながります。

不快なことがあったら

感情の表し方が２通りしかない人が少なくありません。「泣くことを覚えたら楽になった」と言う人もいます。

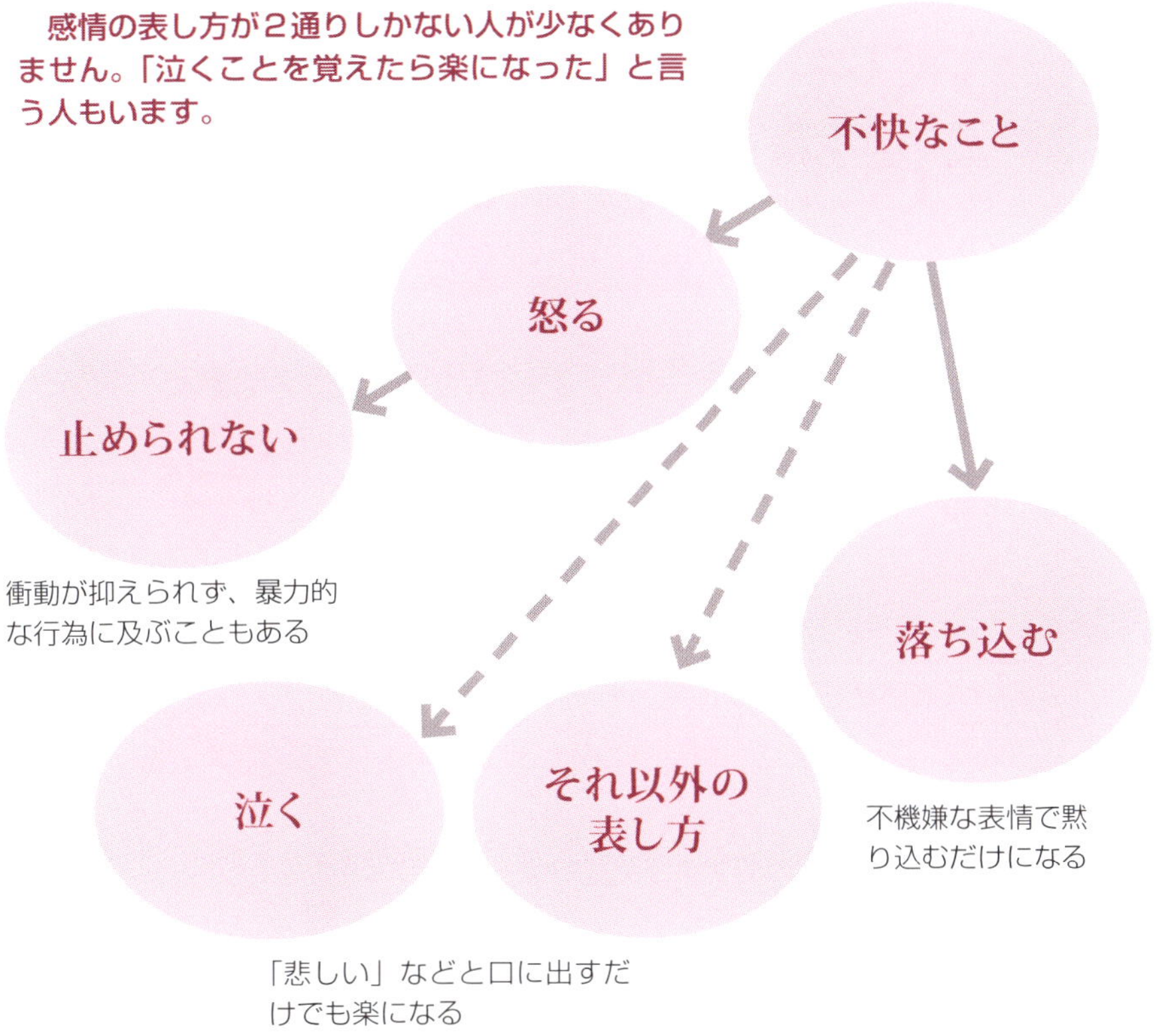
不快なこと
怒る
止められない
衝動が抑えられず、暴力的な行為に及ぶこともある
落ち込む
不機嫌な表情で黙り込むだけになる
泣く
「悲しい」などと口に出すだけでも楽になる
それ以外の表し方

〈特性を知る〉 ケーススタディ

いくら指示しても、会社の規定に合わない名刺を作ってしまう

相談者：本人（Dさん）

会社の人の名刺を注文する係になりました。先日初めてその仕事をしたのですが、私が作った名刺を受け取ってもらえず、作り直しになったのです。そのときも、「はい、わかりました」とていねいに答えたので態度が悪かったとは思いません。それなのに、作り直した名刺をまた受け取ってもらえず、作り直せというのです。これは理不尽な要求で、私は納得できません。すごく腹が立っています。

【客観的な事情】

Dさんは、会社の人がふだん使用している名刺を発注せず、自分がよいと思ったキャラクター付きのデザインで注文していました。しかも、そのことを、むしろよいことをしたと思っていたのです。

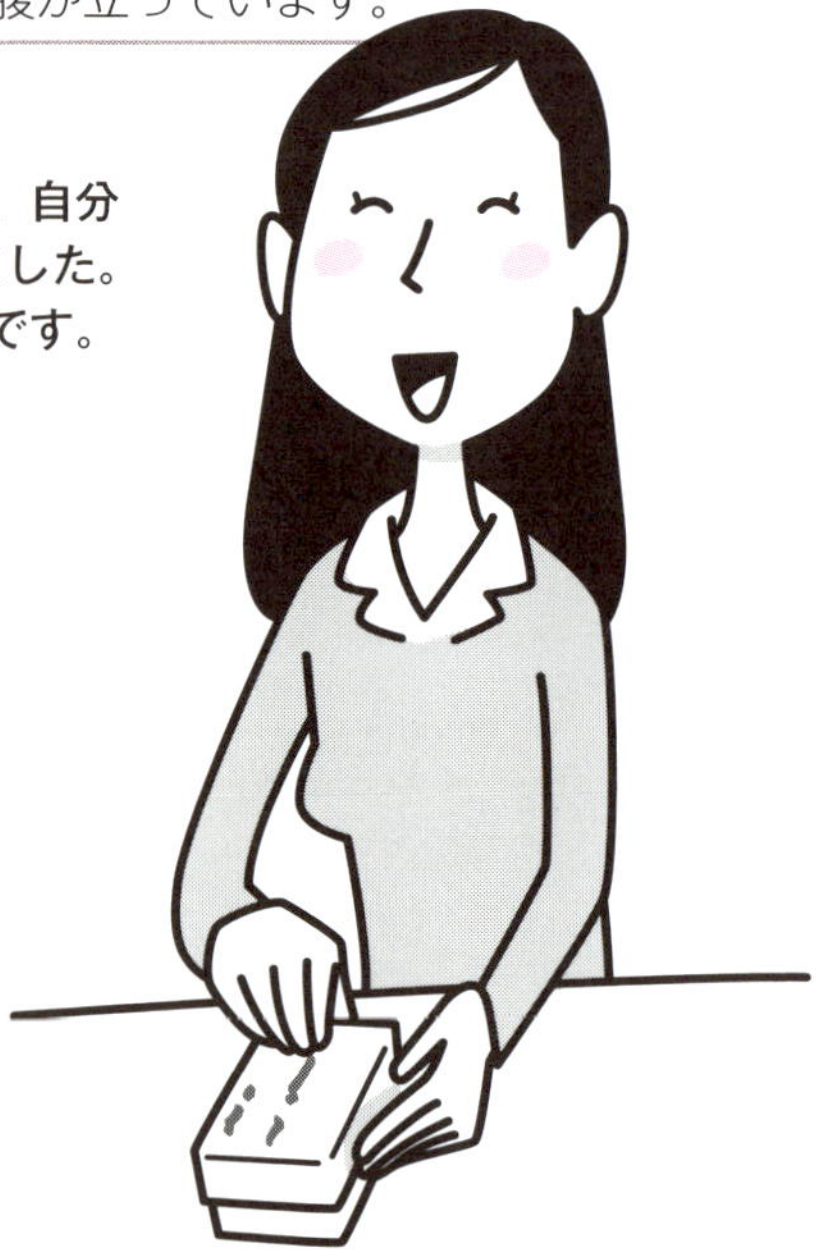

本人は工夫したと言うが、「私が好きな」デザインで社会的に通用する名刺ではない

関わっている特性

イマジネーションの障害——仕事の場では好みのキャラクター付きの名刺は通用しないということを想像できない

定点観測者——自分が好きなデザインしか見えていない

▶対応のヒント

Dさんには次のようにアドバイスしました。「怒らずに、まず、相手の言うとおりに作ってごらんなさい。会社には名刺の形に決まりがあるはずですから、そのとおりにやれば楽になりますよ」。その後、「問題なくやれました」と報告がありました。

4
生きづらさを改善するために

発達障害は脳の機能の違いで
病気ではありません。ですから、
治る、治らない、という問題ではないのですが、
本人が周囲の人たちと連携していくことで
生きづらさを改善することはできます。
具体的なシーンでのケーススタディも
参考にしてください。

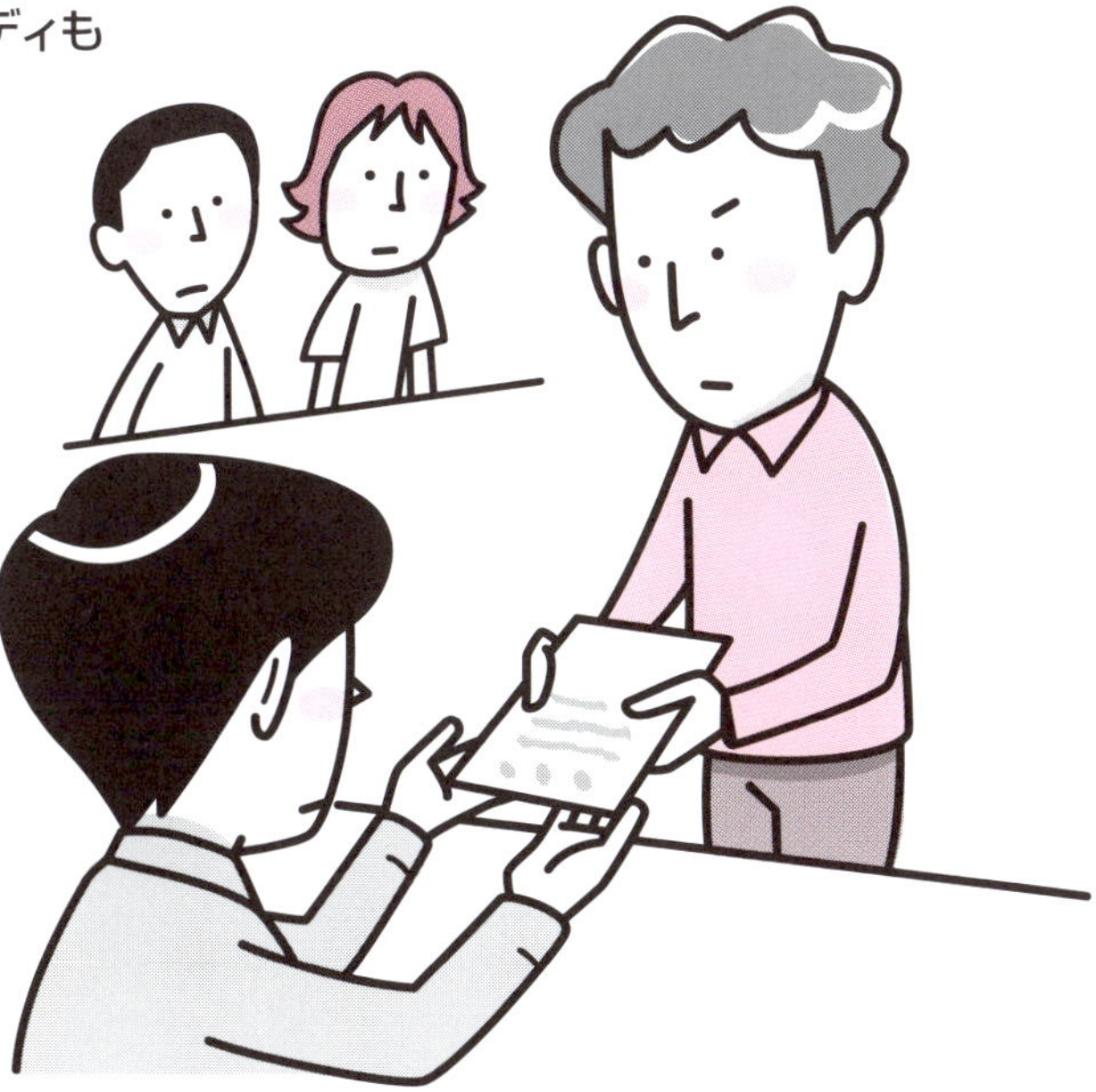

本人、家族、職場、医療が連携していく

発達障害による生きづらさに、どのように対処していくのか、基本を把握しておきましょう。発達障害は病気ではないので、単に医療機関が「治療」を進めるだけではないのです。

本人へ告知する

告知といっても、診断名だけを告げるわけではありません。特性や治療方針も説明します。

・自分の努力不足ではなかった
・自分の責任ではなかった
・知って楽になった
・違和感の謎がとけた

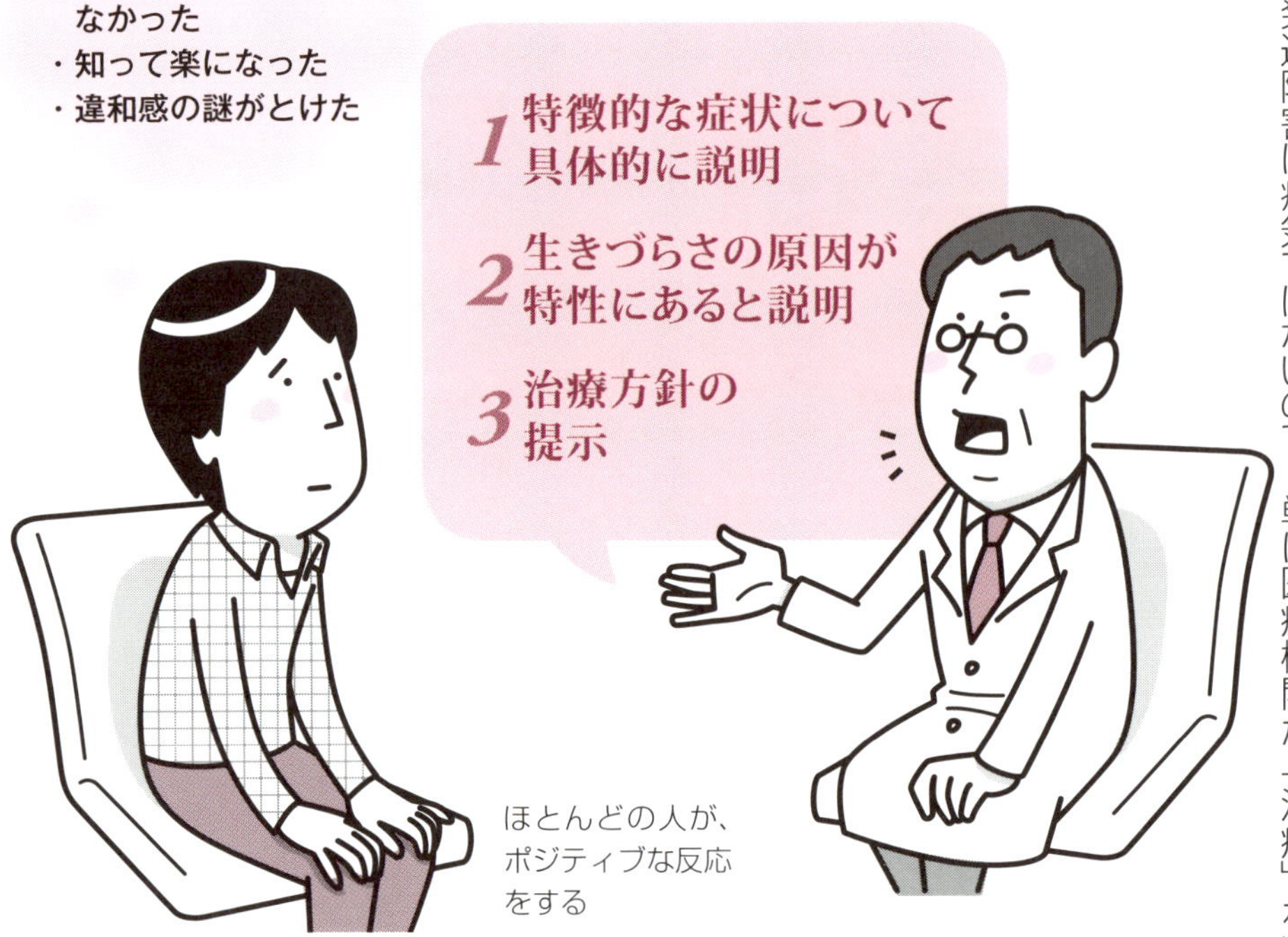
1 特徴的な症状について具体的に説明
2 生きづらさの原因が特性にあると説明
3 治療方針の提示

ほとんどの人が、ポジティブな反応をする

本人は、告知されて安心することが多い

本人が自分は発達障害ではないかといって受診してくる場合も、抑うつ症状などで受診して発達障害があることがわかる場合も、最初に問診をします。しっかり話を聞くと診断できます（→P82）。

その後、本人に発達障害であることを告知しなくてはなりません。診断名とともに、特性も説明します。すると、ほとんどの人が「わかってよかった」と言います。「これまで自分が周囲になじめず、生きづらさを感じていたものの、理由がわからなかった。ようやく謎がとけた」と安心します。

次に、医療機関でどのようなことを進めていくかを説明します。

本人を中心に

発達障害による生きづらさを改善することは、医療だけではできません。本人を中心に、職場、家庭、福祉と連携していくことが必要です。

医療

診断ののち、精神療法、薬物療法などの治療をおこなう（→P82～89）

職場

産業医、健康促進ルームのスタッフなどが相談やアドバイスをおこなう。本人の上司や総務部、人事部などとの協力も必要（→P80）

本人

自己否定せず、生きづらさは必ず解消されると希望をもって

福祉

障害者福祉の対象になり、就業支援などがある（→P90）。利用するかどうかも検討したい

家庭

パートナーがいる場合はお互いの理解を深める。パートナーの心理状態に影響している（→P78）場合には、家族療法も

医療でできることには限界がある

先に述べたように、発達障害は治療をすれば治るわけではありません（→P33）。そもそも治すべきものかという疑問も残ります。生きづらさを改善させるための対処はおこないますが、医療にできることには限界があります。

しかし、正しい診断のためにも医療機関を受診しましょう。近年ようやく、大人の発達障害をみる医療機関は増えつつあります。

職場で対応の工夫をしていこう

むしろ、職場や企業の人たちが対処を工夫する部分は大きいでしょう。担当業務を変更したり、マニュアルを作って示したり、指導のしかたを見直したり。本書で述べてきた特性をふまえて、配慮するとよいでしょう。

もちろん、本人が自分の特性を理解することも必要ですし、家族の協力も欠かせません。

できないこと・できそうなことを見分ける

誰についても言えることですが、人の能力にはある程度限界があって、努力してもできないことがあります。できないことに努力して挫折感を味わうのは、もうやめましょう。

「できない」を受け入れる

今できないことでも、努力すればできるようになると考えるのは心の負担になります。「できない」と受け入れることが大切です。やればできそうなことがあるはずです。

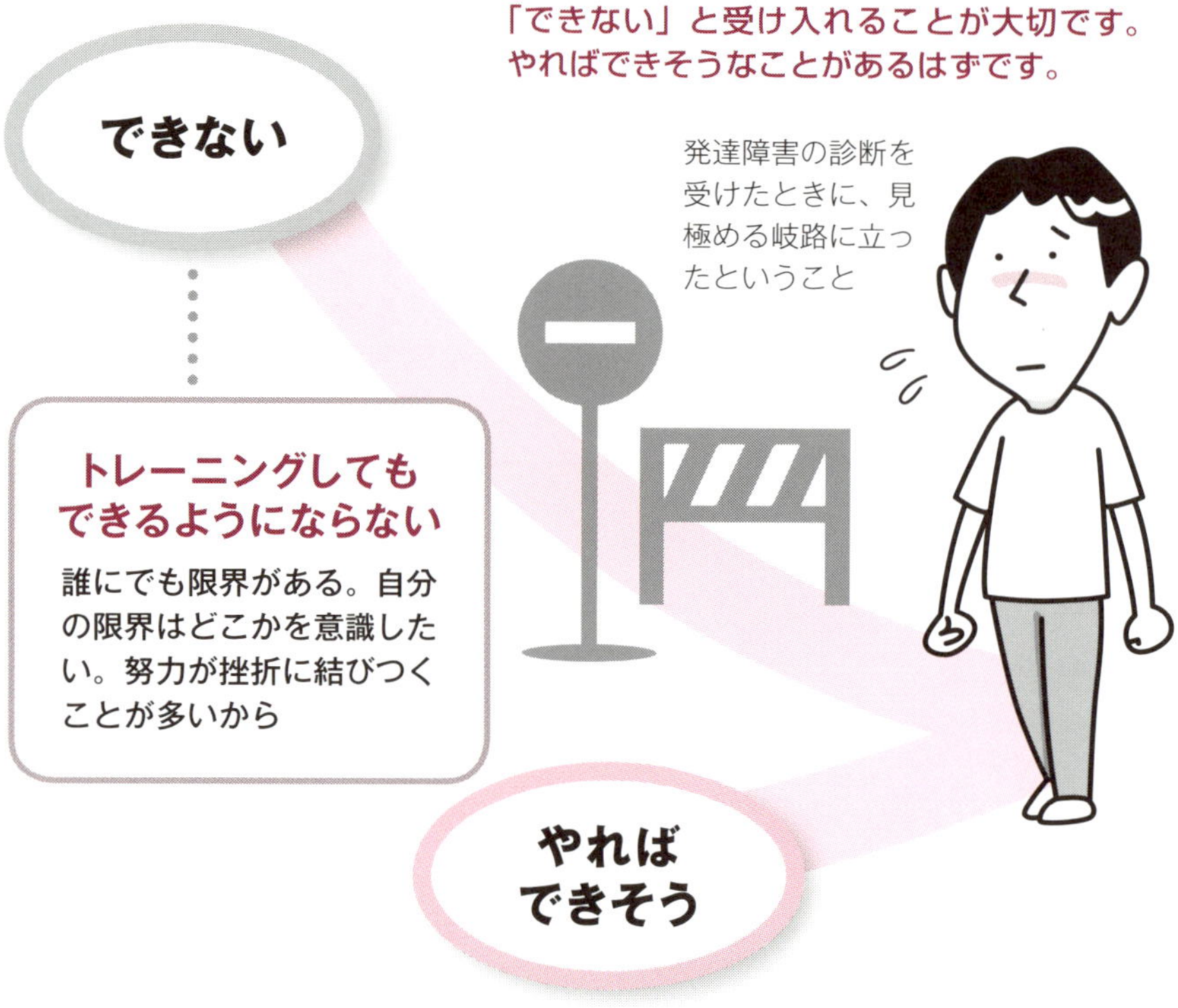
発達障害の診断を受けたときに、見極める岐路に立ったということ
できない
トレーニングしてもできるようにならない
誰にでも限界がある。自分の限界はどこかを意識したい。努力が挫折に結びつくことが多いから
やればできそう

やればできそうなことはなんだろう

今できないことも、努力すればなんでもできるようになる、とは言えません。ただし、今できないことのなかに、努力すれば、社会に適応できるぐらいにはできるようになることはあります。それが何かを見極めましょう。

発達障害の特性は人それぞれで、できないこと・やればできそうなことは人によって違います。また、その程度も違います。

見極めは本人も周囲の人も

自分の行動をふり返ってみましょう。発達障害のない人の行動を見て、自分の行動と比べてもよい

やればできそうなこと

自閉スペクトラム症の人は、例えば以下のようなことは、やればできるかもしれません。この場合の「やれば」は、トレーニングや努力のことを意味します。

仕事のやり方を覚える

職場では仕事をすることが第一です。やり方をマニュアルとして覚えてしまいましょう。

決まったやり方はできる

やり方さえわかっていれば、そのとおりにはできます。

記憶のファイルを作る

やり方、対処法などをパターンとして覚え、ファイルに入れておき、必要なときに取り出します。

見えるものは理解できる

あらゆるものを文字にしたり図にしたりして、視覚化すると頭に入ります。

聞き役になる

取り返しのつかないひと言を避けるため、コミュニケーションの場では聞き役に徹します。

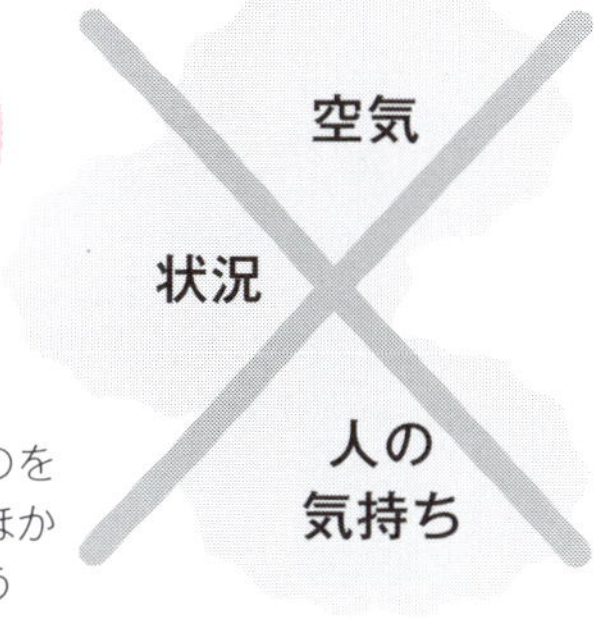

目に見えないものを読むのは苦手。ほかの方法を考えよう

でしょう。**やればできそうなことが見つかったら、そこで努力していけばよい**のです。同時に、できないことを「できない」と認める勇気も必要です。

できない・やればできそうの見極めは本人だけでなく、職場や家族など、周囲の人にも、ぜひおこなってほしいことです。

マナーもパターンとして覚えよう

マナーは対人関係に影響を及ぼすものです。職場でのマナーをパターンとして覚えてしまいましょう。

・出勤したら自席の周囲の人、すれちがった人、目が合った人に、挨拶する。
・帰るときには机の上を片づけ、周囲の人に「お先に失礼します」と言ってから帰る。
・始業時刻より早く出勤して、終業時刻が過ぎてから帰る。
・自分の机の上は片づける。仕事に不要な私物を置かない。

本人②

職業選択は自分の特性をよく考えて

職場でのトラブルやミスを減らすには、どんな仕事に就くかが重要なポイントです。発達障害があっても、向く仕事にさえ就けば、しっかり働くことができます。

特性をふまえて職業を選ぶ

発達障害がある人は、職業選択がとても大切です。向く仕事と向かない仕事があるからです。発達障害といっても個々に差はありますから、要は適材適所ということで、自分の特性を活かせる仕事に就けばよいのです。

ジェネラリストよりスペシャリストに向く

多数派の脳は、人事や総務など全体を関連づけるような、ジェネラリストの仕事が向いています。

自閉スペクトラム症の人は、狭い領域のことをどこまでも掘ってつきつめていくなど、スペシャリストに向いています。商品開発に

特性に合った仕事（自閉スペクトラム症）

自閉スペクトラム症の場合、同一性保持の傾向、論理的思考、穴を掘る人（定点観測者）といった特性から、適職が見えてきます。すでに就労していて困難をかかえている場合には、担当や部署の変更などを検討してもよいでしょう。

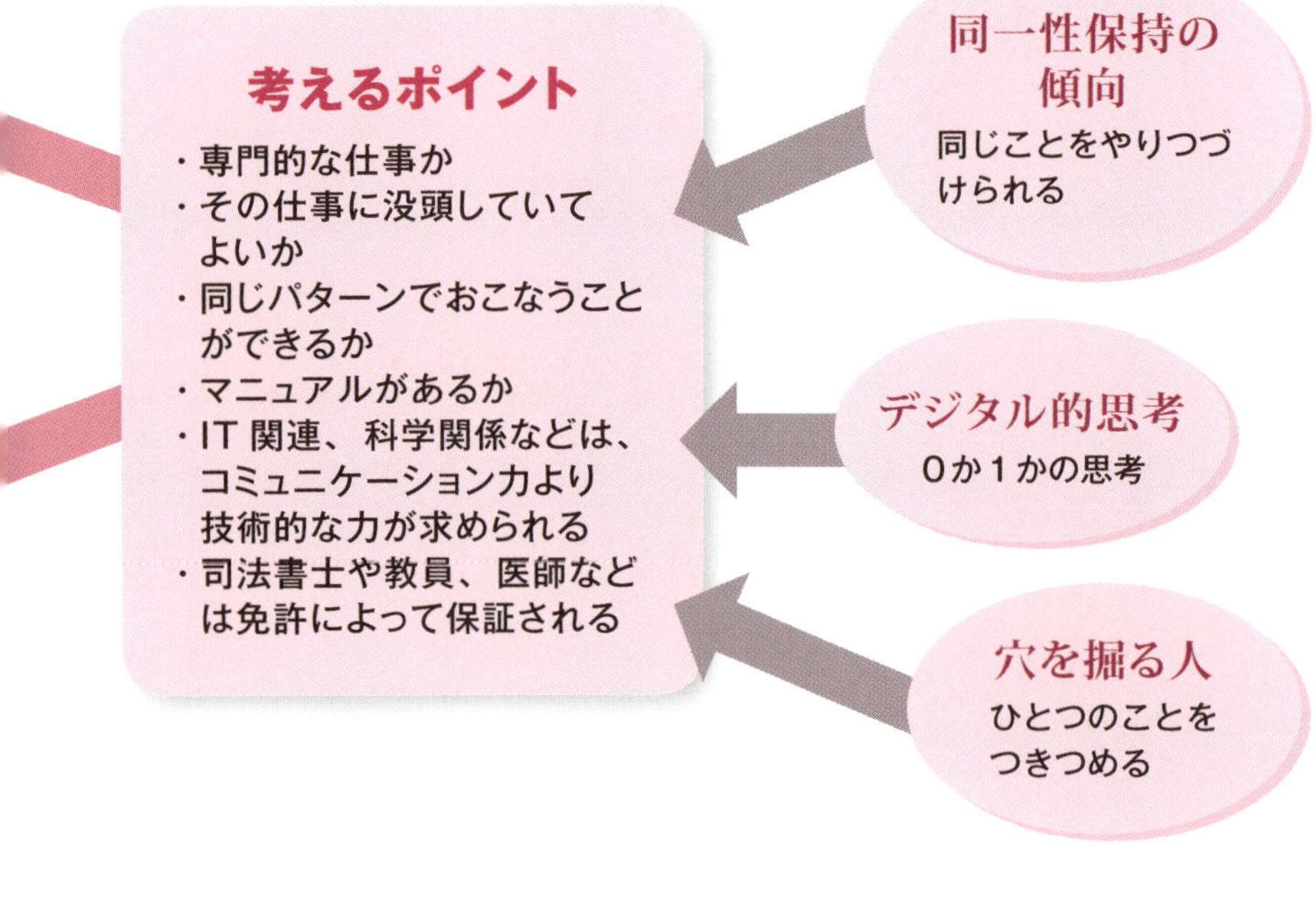
同一性保持の傾向
同じことをやりつづけられる
デジタル的思考
0か1かの思考
穴を掘る人
ひとつのことをつきつめる
考えるポイント
・専門的な仕事か
・その仕事に没頭していてよいか
・同じパターンでおこなうことができるか
・マニュアルがあるか
・IT 関連、科学関係などは、コミュニケーション力より技術的な力が求められる
・司法書士や教員、医師などは免許によって保証される

しても、ある特定の専門的な商品を開発できる脳です。また、プログラミングなどのIT関連は、固執性が活かせる仕事です。

向かないのは、臨機応変を求められる仕事です。特にお客様電話相談窓口は、音声だけの情報なので適切な対応は困難です。

ＡＤＨＤの人は、デザイナーなど企画力や発想力が必要な仕事で活躍できるでしょう。

文化をつくる人と文化を広げる人

アインシュタインがいなかったら、人類はどうなっていたでしょう。少数派の脳の人たちは文化をつくる人でした。

一方、多数派の脳の人たちは、極論すれば平凡人です。文化を保持して広げる人、と言ってもよいでしょう。

文化をつくる人と、文化を広げる人がいて、現代の文化があるのです。

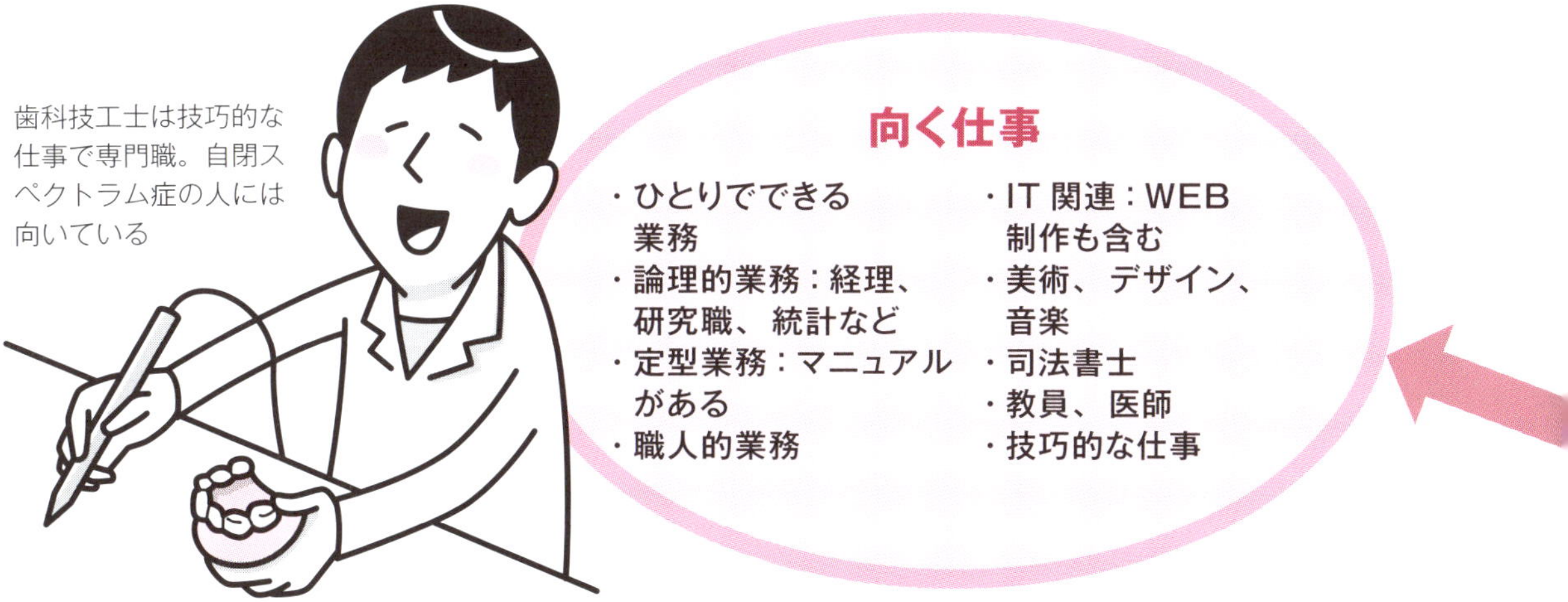
向く仕事
・ひとりでできる業務
・論理的業務：経理、研究職、統計など
・定型業務：マニュアルがある
・職人的業務
・IT 関連：WEB制作も含む
・美術、デザイン、音楽
・司法書士
・教員、医師
・技巧的な仕事

歯科技工士は技巧的な仕事で専門職。自閉スペクトラム症の人には向いている

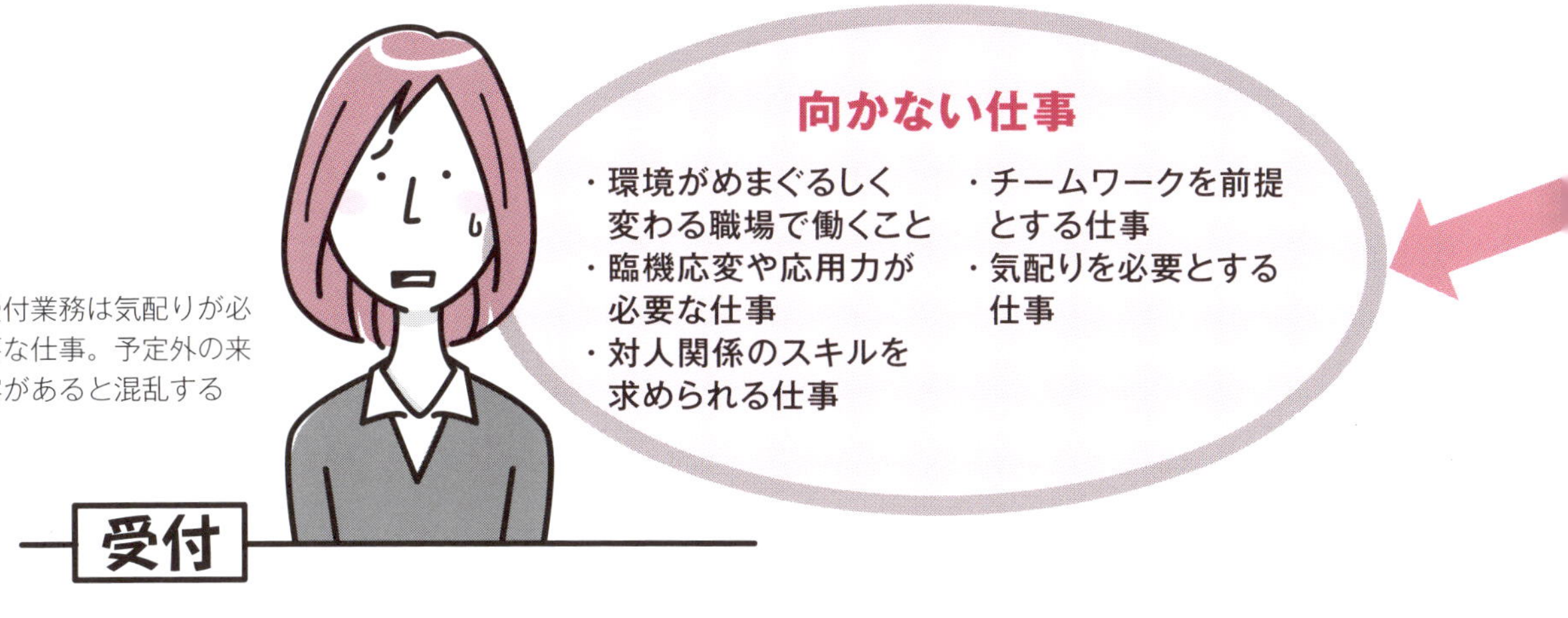
向かない仕事
・環境がめまぐるしく変わる職場で働くこと
・臨機応変や応用力が必要な仕事
・対人関係のスキルを求められる仕事
・チームワークを前提とする仕事
・気配りを必要とする仕事
受付

受付業務は気配りが必要な仕事。予定外の来客があると混乱する

家族

「カサンドラ症候群」だと あきらめない

最近、「カサンドラ症候群」という言葉を聞きます。発達障害がある本人ではなく、パートナーが、相手に何をいってもわかってもらえないときにいうようですが、あまり適切な言葉とはいえません。

本人は変わろうとしている

夫婦間でコミュニケーションがとれないとき、「カサンドラ症候群だ」と、コミュニケーションをとるのをあきらめてしまうことがあります。夫が自閉スペクトラム症という場合が多いようです。

しかし、この言葉を使うことはなるべく避けたいものです。妻が被害者で夫が加害者という図式は、関係を破壊するだけです。

横暴で気持ちをくもうとしない一方的な夫もいますが、多くの場合は違います。自分に発達障害があってうまくコミュニケーションがとれていないと自覚する人が増えているからです。本人は変わろうとしているのです。

カサンドラとは

カサンドラは、ギリシア神話に登場するトロイの王女です。アポロンに求愛され、恋人になる代わりに予言能力を授かりました。ところがその瞬間、アポロンとの破局が見えたため、求愛を拒絶します。すると、怒ったアポロンに、真実を伝えても誰にも信じてもらえない、という呪いをかけられてしまいます。

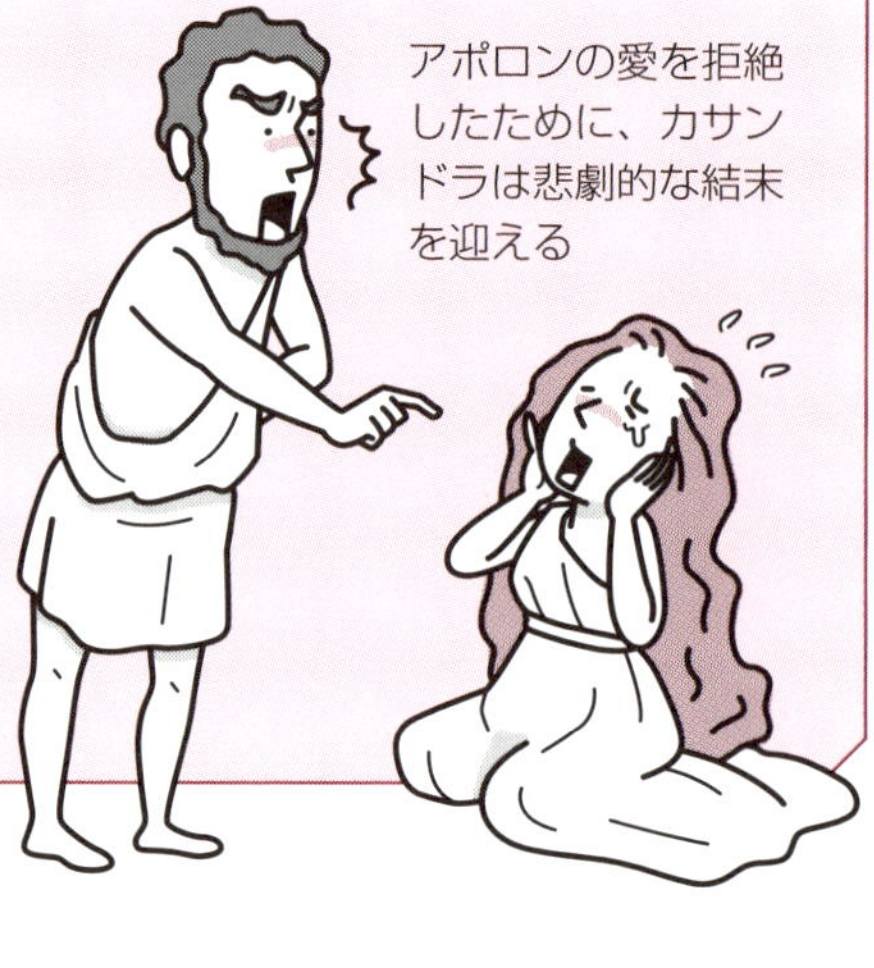

アポロンの愛を拒絶したために、カサンドラは悲劇的な結末を迎える

言葉できちんと結論から話す

夫婦の会話のほとんどは気持ちの交流です。妻は何も言わなくてもわかってほしいのに、発達障害のある夫には、それがいちばん苦手なこと。妻は嘆きますが、夫は感情のない人ではありません。愛されたいと思っているし、いい関係でいたいと思っています。

気持ちや事情を言葉で説明しましょう。私は不快だ、○○してほしい、などとはっきり言います。すじを通せばわかるはずです。

話し方を変えよう

一般的に、女性は周辺情報から話を始め、徐々に本題に入る話し方をします。しかし、発達障害のある人は、聞いているうちに、何を言われているのかわからなくなってきます。イライラしはじめ、怒りを爆発させることもあります。最初に結論から話すほうがよいでしょう。

通じにくい話し方

「子どもの成績がイマイチだったから、夏休みに勉強しないと（中略）、私も家計を切り詰めているけれど、余裕がなくて（中略）、パートの時給もさほどではないし（中略）、塾に申し込まないと間に合わないし（中略）、15万円も必要なんですって」

↓

問題がすっかりわからなくなる

- 子どもの学力？
- 厳しい家計？
- パートの時給？
- 申し込み時期？

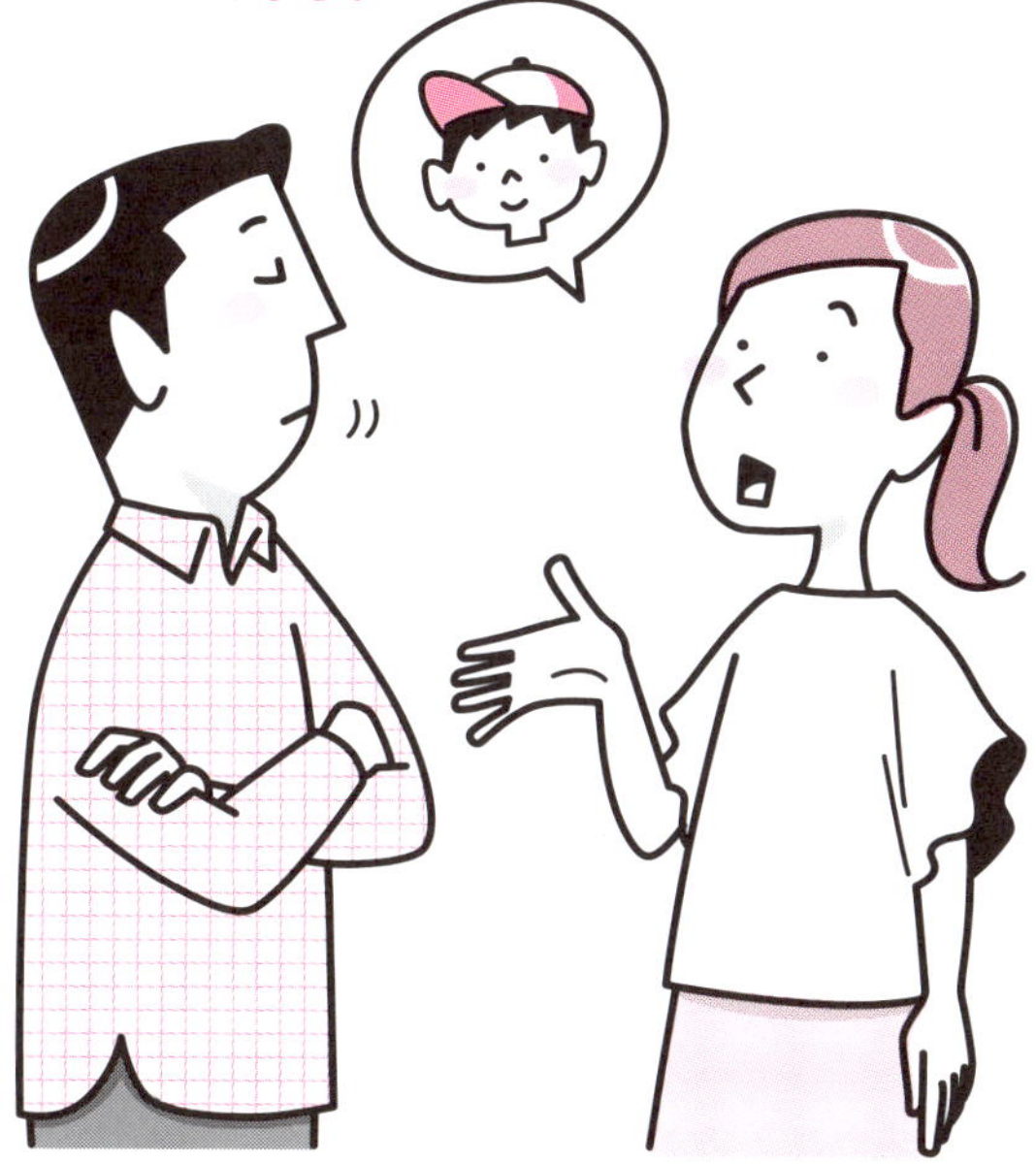

通じやすい話し方

1 **結論を言う**
「15万円いります」

↓

2 **理由を言う**
「子どもが夏休みの間、塾に行くからです」

↓

15万円用意すればいいんだな

カサンドラ症候群には性差の問題が関わる

一般に、男性では論理思考が優位で共感性機能が低く、女性はその逆の傾向があります。家庭生活では共感性機能が重要です。妻は気持ちをわかってほしいという共感性機能重視型ですから、夫が自閉スペクトラム症だと耐えられないでしょう。

自閉スペクトラム症は、一対四で男性に多いといわれます。知的障害のない高機能自閉スペクトラム症ではさらに性差が大きく、一対八から一〇ともいわれます。ただ、本書でとりあげている、診断基準を満たさないような自閉スペクトラム症傾向（グレーゾーンとも）をもつ人の男女差はそれほどないようです。

これから女性の社会進出が進み、家庭のなかの男女の役割も変化してくると、カサンドラ症候群がもっぱら加害者＝男、被害者＝女とする図式は、成立しなくなるかもしれません。

職場

トラブル回避には「具体的」がキーワード

部下に発達障害がある場合、その特性がトラブルにつながるなど、上司は困ることが多いでしょう。しかし、指示のしかたを「具体的」にするように変えれば、改善されていきます。

具体的に伝える

発達障害の特性を理解して、それぞれに合った対処をしていきます。もっとも重要なのは、仕事のしかたを「具体的」に伝えることです。

こんなことに困る

発達障害の特性を理解していないと、下記のようなことで怒ったり困ったりします。

- 常識がわかっていない
- 先を見通せない
- 指示が伝わらない
- やり方を変えない
- ホウレンソウができない

怒り
なぜちゃんとやらないんだ！

困惑
どう説明すればよいのだろう？

なぜ「ホウレンソウ」ができないの？

職場では「ホウレンソウ」が大事。発達障害があると困難なのですが、「なぜできないんだ」と怒るのはよくありません。なぜできないのか本人にもわからないので、責めるだけになります。

何を、いつ、誰に、を具体的に指示します。ただし、「わからないことを相談しなさい」と言うと、延々と全部相談してきます。相談する内容も具体的に指示しておきます。

- **ホウ** 何を、いつ報告していいかわからない
- **レン** 何を、いつ連絡していいかわからない
- **ソウ** 何を、いつ相談していいかわからない

こんな特性がある

例えばイマジネーションの障害は、下記のような例として現れます。

- 暗黙のルールがわからない
- 全体と部分の関係をよくつかめない。どちらが重要かが把握できない
- あいまいな言葉が理解できない。指示代名詞が通じない。程度がわからない

こんなふうにしよう

イメージできないので、具体的に示すことが大切です。

- 指示代名詞は使わない
- 文書にする
- 要点は、明らかなことでも省略しない

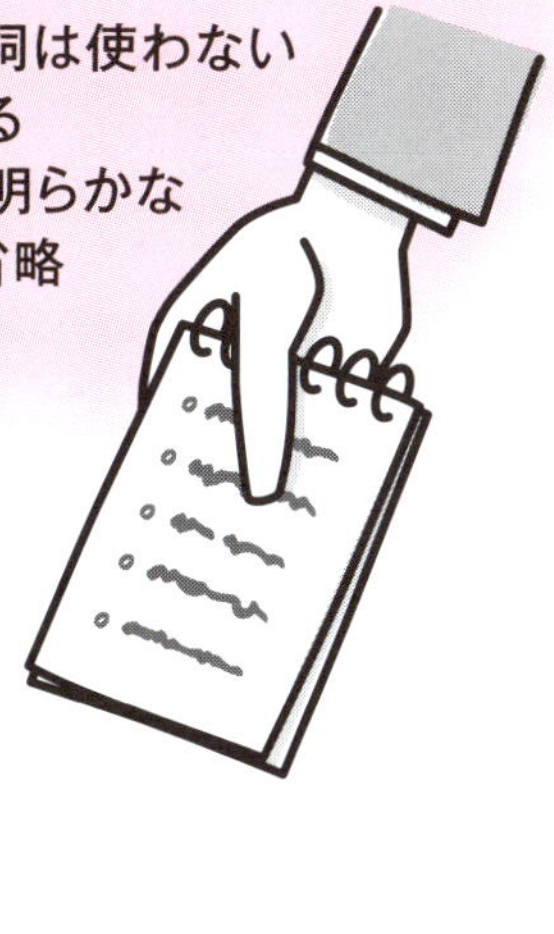

メモ程度でもよいので、要点をおさえた箇条書きにして指示する

腹を立てずに特性を思い出して

「仕事ができない」と怒らず、特性を思い出しましょう。そのうえで、職場のやり方をつくるとよいでしょう。本人のやり方と職場の一般的なやり方は違うのです。

本書で本人向けに説明している内容を、職場で取り入れられれば、できることは多いはずです。

例えば「視覚化」。目に見える情報にします（→P40）。本人はメモをとり、職場では文書で指示します。メールを送るのもよいでしょう。

口頭では省略されがちな日時や場所などが文書では明記されるので、わかりやすくなります。

口頭で伝えるときには、主語と目的語を略さず、具体的に指示してください。例えば、「○○の文書を午前中に仕上げて持ってきてください。それがすんだら、すぐにお得意先の△△さんに、□□の件の今の進捗《しんちょく》状況を連絡してください」などです。

本人にメモをとらせて、確認させることも重要です。

逆転した場合を想像してみよう

発達障害のある人の困難さを理解するために、多数派と少数派が逆になった場合を想像してみましょう。

「終業時刻になったら即帰宅」と言われたり、気をつかって話をすると「あいまいな表現では主旨が不明だ」と叱責されたり、「チームワークなど不要」と合理性ばかり求められたら……。

どうですか。彼らの生きづらさが理解できるでしょう。

医療①

成育歴プラス現在の症状から診断する

発達障害の診断には成育歴をみることが有用だといわれますが、大人の場合、それが簡単ではないこともあります。現在の症状や困難を聞き、本人の記憶や様子をみて診断します。

子どものころに、こんなことがあったか?

学生時代、友達、日常の過ごし方などについて、尋ねます。現在困難に感じていることが、昔からあったかどうかを確認していきます。例えば、以下のようなことはありましたか?

変化に対する抵抗

- 同じ遊びばかりしていた
- こだわっていたものがある
- 特定のもの以外に関心をもたなかった
- 同じ道を通らないと学校に行けない
- (帰宅してからの順番など)儀式的な行動があった

そのほかには

- 友達とうまく遊べなかった
- 友達とよべる人はいない
- ごっこ遊びをしたことはない
- 記憶力がとてもよかった
- いじめられた経験がある

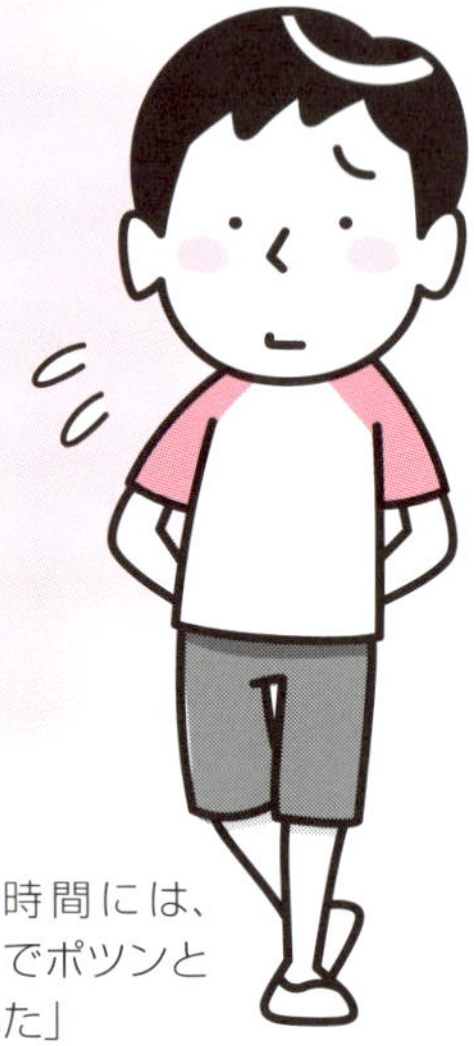

「休み時間には、ひとりでポツンとしていた」

子ども時代の記録や記憶がないことが多い

自分で発達障害かもしれないと受診してくる大人で、自分の母子手帳や、子ども時代の通信簿を持っている人はほとんどいません。また、通信簿が残っていても、所見欄にはプラスの書き方がされているのが普通です。

受診の際には親についてきてもらうと成育歴がわかるといわれますが、親の事情で難しかったり、本人が嫌がったりします。親がついてきても、記憶が変化していることや、親自身が発達障害ということもあります。

ですから、子ども時代の記録や親の記憶は、診断材料の参考程度になります。

現在、こんなことはあるか？

受診の際に訴えている困難さ以外にも、例えば下記のようなことはないかを尋ねます。

職場や仕事で

- 職場でなぜかうまくいかないと感じている
- 仕事での評価が低く、周囲に理解されていないようだ
- 仕事を覚えられない
- 口頭で指示されるとよくわからない
- 指示の内容が理解できない
- あれ、それ、と言われても何のことかわからない
- 職場でこんなことを言われた「応用がきかない」「常識がない」「自分で考えろ」「空気を読め」

日常生活でも

- 臨機応変な対応ができない
- 人間関係で生きにくさが続いている
- 悪意がないのに人を怒らせることがある
- 冗談が言えない、雑談が苦手
- 環境に適応できにくいほうだ
- ゲームや趣味に過度にハマる
- 音や光に過度に敏感
- （手を洗いつづけるなど）強迫症状がある
- 昔のことがありありと目の前に浮かぶことがある

子どものころと同じように、職場では雑談にうまく入れず、孤立することが多いが、「無理に自分を曲げる必要はない」と言う

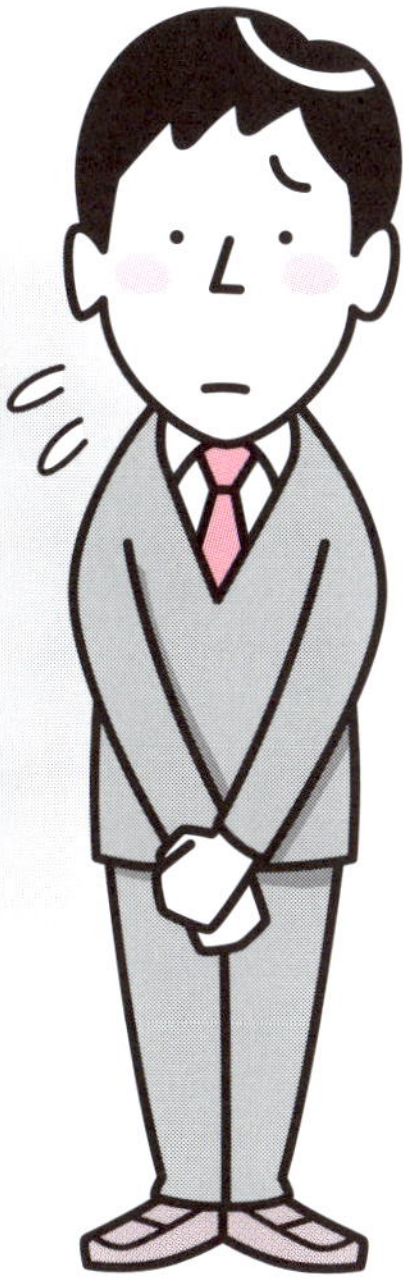

子ども時代の様子を本人に聞く

実際には、本人に「どういう子どもだったか」を聞きます。変化に対する抵抗があったかどうかは重要です。同じ遊びをくり返したり、同じ行動を続けていたりしなかったか、ということです。イマジネーションの障害に関連しますが、ごっこ遊びをしていたかも確認します。残念ながら、学童期にいじめられた経験をもつ人が多くいます。

現在の症状や困難こそ重要な診断材料

発達障害とは「発達」の障害なので、子どものころの症状と大人になってからの症状は変わっていることがあります。困難を感じるシーンや内容も異なります。

しかし、「入力の障害（↓P16）」などの本質は変わりません。現在の症状や困難を詳細に聞き、話す様子、子ども時代の記録などから、総合的に診断します。

治療方針は、治すのではなく生きやすくする

発達障害の治療は、障害の原因を根本的に治すことが目標ではありません。少数派が多数派の世界で生きやすくすることが治療の方針です。

めざすところ

がんばればできるようになることは、人それぞれに、ある程度決まっているものです。しかし、プロや達人になれないから努力はムダとあきらめるのは早計でしょう。治療を進めれば、生活を損なわない程度にまでスキルアップすることはできます。

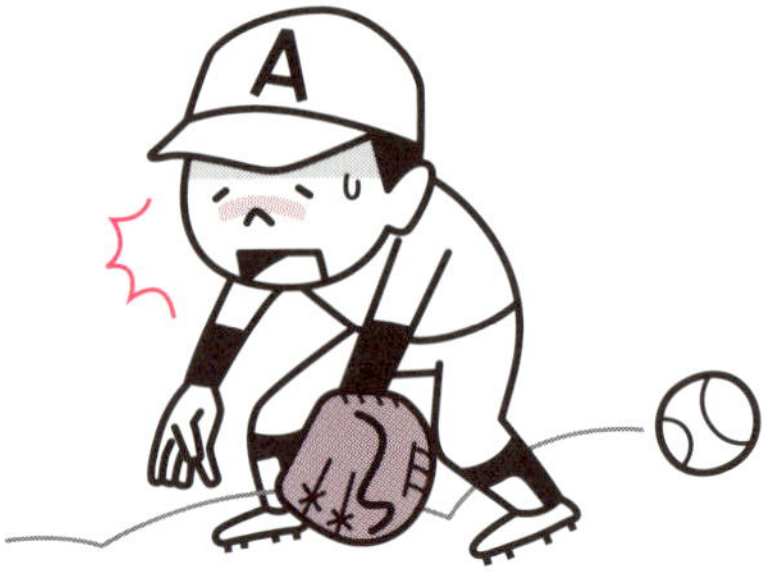

例えば、最初はフライもゴロもとれない子どもでも……

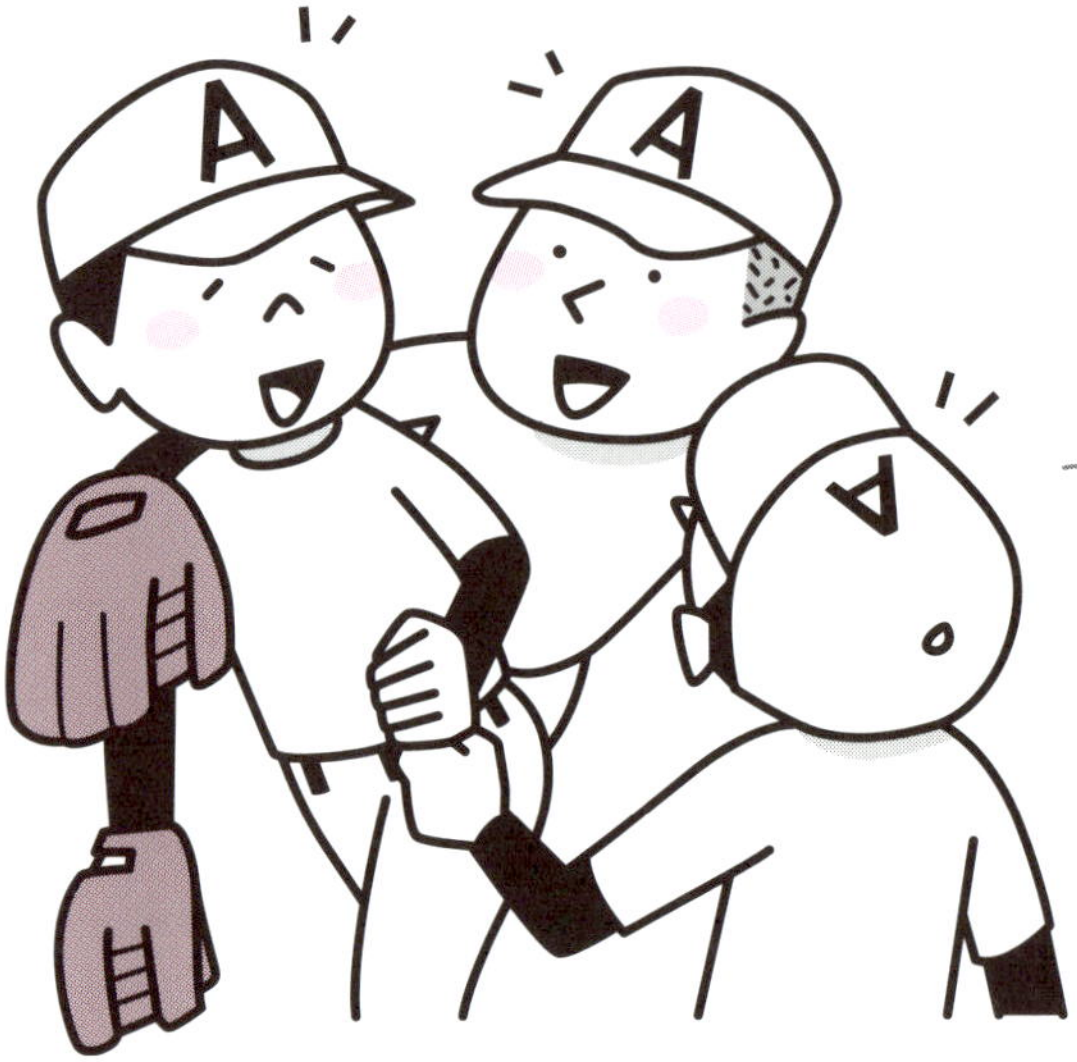

一生懸命練習すれば、草野球を楽しめるぐらいには上達する。プロ野球選手になることは難しいけれど、めざすのはプロではない

生きづらさに対する援助が中心

多くの人は、うつ病、統合失調症、解離性障害、パーソナリティ障害、強迫性障害など、精神科の症状の治療を求めて受診します。診断を進めるうちに、発達障害が深く関与していると判明することが少なくありません。

発達障害の治療は「治す」ので**はなく、生きづらさへの援助が中心**です。合併症がある人は、その治療を並行しておこないます。

また、近年は、職場や異性関係、家庭生活がうまくいかないのは発達障害のためではないかと、自分から受診する人も多くなってきました。恋人や職場から受診をすすめられた人も多くいます。

告知から精神療法へ

医療機関では、診断・告知、精神療法を中心に治療を進めていきます。医師に頼らず、本人の努力が欠かせません。

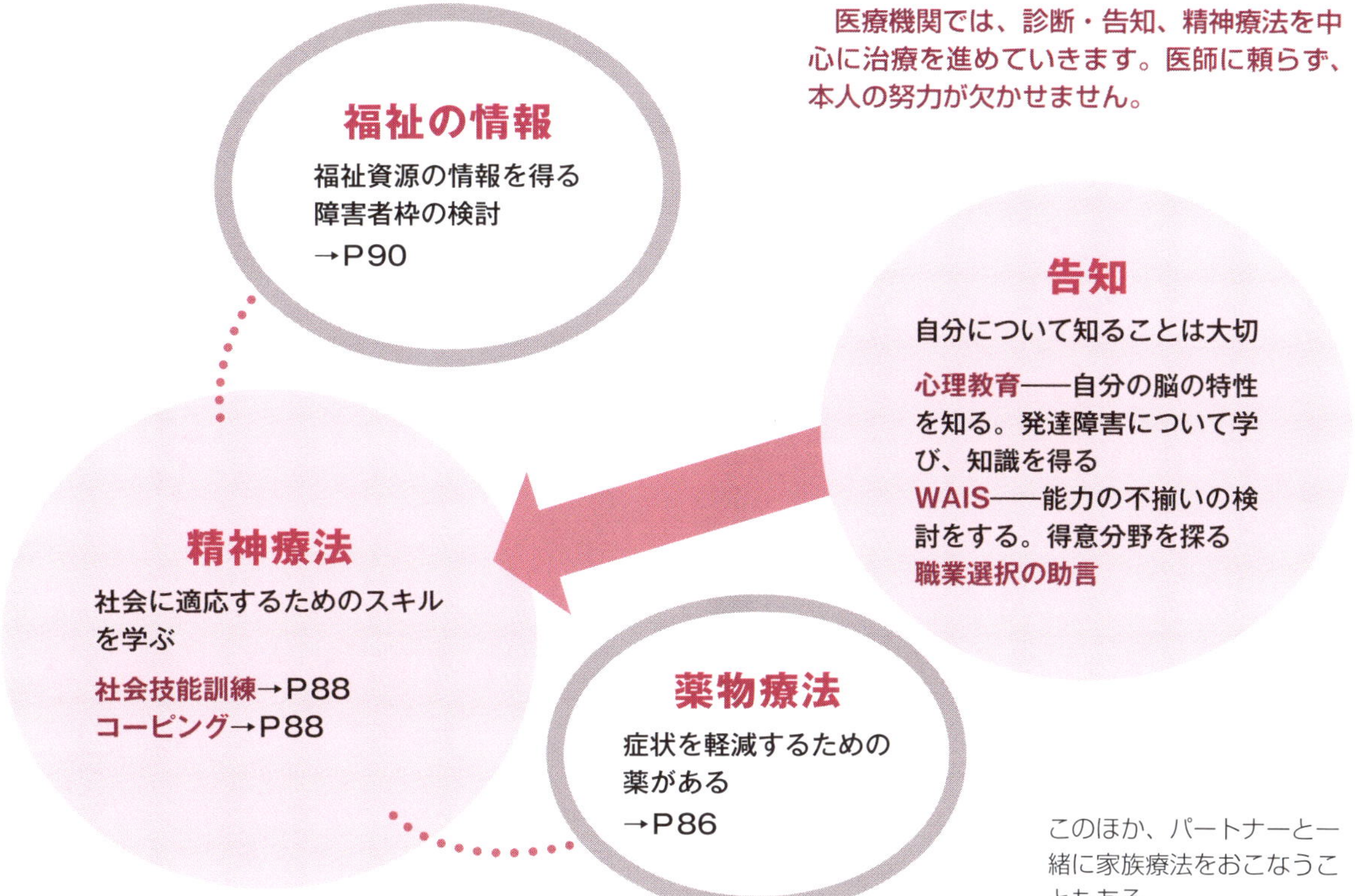

福祉の情報
福祉資源の情報を得る
障害者枠の検討
→P90
告知
自分について知ることは大切
心理教育――自分の脳の特性を知る。発達障害について学び、知識を得る
WAIS――能力の不揃いの検討をする。得意分野を探る
職業選択の助言
精神療法
社会に適応するためのスキルを学ぶ
社会技能訓練→P88
コーピング→P88
薬物療法
症状を軽減するための薬がある
→P86

このほか、パートナーと一緒に家族療法をおこなうこともある

それぞれに合った治療法を探っていく

発達障害がある人は少数派の脳をもっていると述べました。少数派の脳を多数派の脳に変えることはできないけれども、多数派の脳の世界で困らない程度にまで治療することを目標にします。

特性の内容も程度も人によって差があります。個々人に合わせて対処法を探っていきます。まず、本人が自分について、しっかり理解することがスタートです。

WAISとは

「ウェクスラー式知能検査」といいます。受験者と試験者が一対一で、言語性IQ、動作性IQなどを調べます。大人の発達障害の検査によく用いられます。

個人で検査を購入するのではなく、専門家の指導のもと、医療機関で受けます。検査結果の診断書など、保険適用外のものもあるので確認を。

医療③

症状によっては薬物療法で劇的によくなる

発達障害の薬物療法は症状を軽減するためのものですが、症状によってはたいへん効く薬があります。また、抑うつ症状や強迫症状などを合併している場合にも、薬を使います。

アリピプラゾールは幅広く使える

自閉スペクトラム症に効く薬は現在ありません。ですから、自閉スペクトラム症の薬物療法は、対症療法です。特に、タイムスリップ現象にアリピプラゾールが劇的に効く人がいます。

抑うつ症状を合併している人には、ＳＮＲＩなどの抗うつ薬を使用します。脳の中のセロトニンとノルアドレナリンという神経伝達物質の働きを調整する薬です。

双極性障害を合併するなど、気分が不安定になっている人には、気分調整薬やアリピプラゾールを使います。

強迫症を合併している人は多いのですが、第一選択薬（最初に使うとされている薬）のＳＳＲＩはあまり効果がみられず、アリピプラゾールが有効であるケースが少なくありません。おそらく、「同一性保持の傾向」に作用すると考えられます。

アリピプラゾールは、知覚過敏にも有効で、発達障害には幅広く使える薬です。

ＡＤＨＤの薬はとてもよく効く

ＡＤＨＤやＡＤＤには、症状を抑える薬があり、七〇％以上の人に有効です。これはたいへんよく効く薬だといえます。

ＡＤＨＤと自閉スペクトラム症は高率で合併しますので、使われる機会は多いでしょう。

精神科で処方される薬は副作用が多いと思われているようですが、安全になってきました。

オキシトシンは新薬になる？

自閉スペクトラム症の薬として期待されるのがオキシトシンです。オキシトシンは「愛着ホルモン」「幸せホルモン」などともよばれるホルモン。医療に用いれば、人間関係に困難がある自閉スペクトラム症に有効ではないかと期待されています。

しかし、オキシトシンではコミュニケーションの障害はあまり改善されなかったという研究報告もあります。

使用する薬

発達障害の症状に苦しんでいる人は、薬物療法で「すごく楽になった」と言います。ほとんどの薬は、作用するしくみはわかっていませんが、実際に効果は認められます。

自閉スペクトラム症

▶アリピプラゾール(エビリファイなど)
さまざまな症状に少量でも効果があります。

知覚過敏

音への過敏は耳栓、光への過敏はサングラスなどで対応する人も多いのですが、アリピプラゾールがたいへんよく効きます。

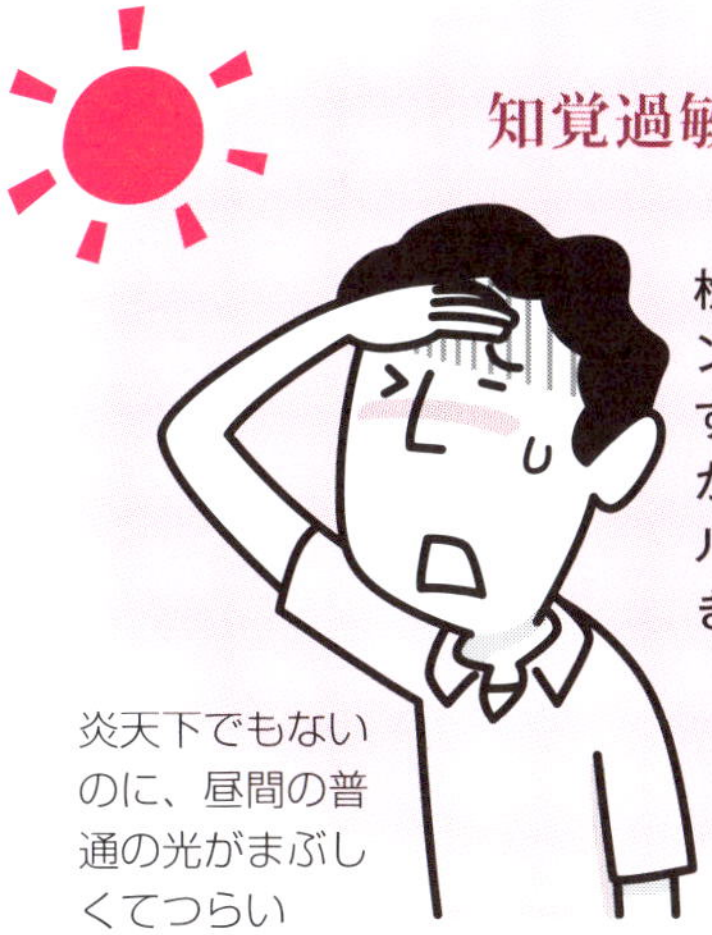
炎天下でもないのに、昼間の普通の光がまぶしくてつらい

タイムスリップ現象

タイムスリップ現象で仕事に支障が出ることもあります。アリピプラゾールで症状が改善することがあります。

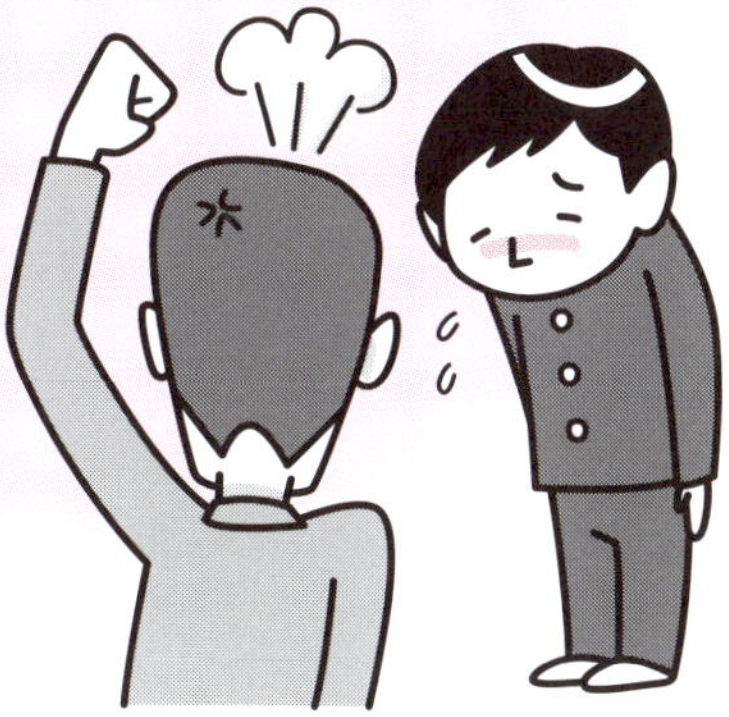
学生時代に叱責されたシーンがつい最近のことのように再現される

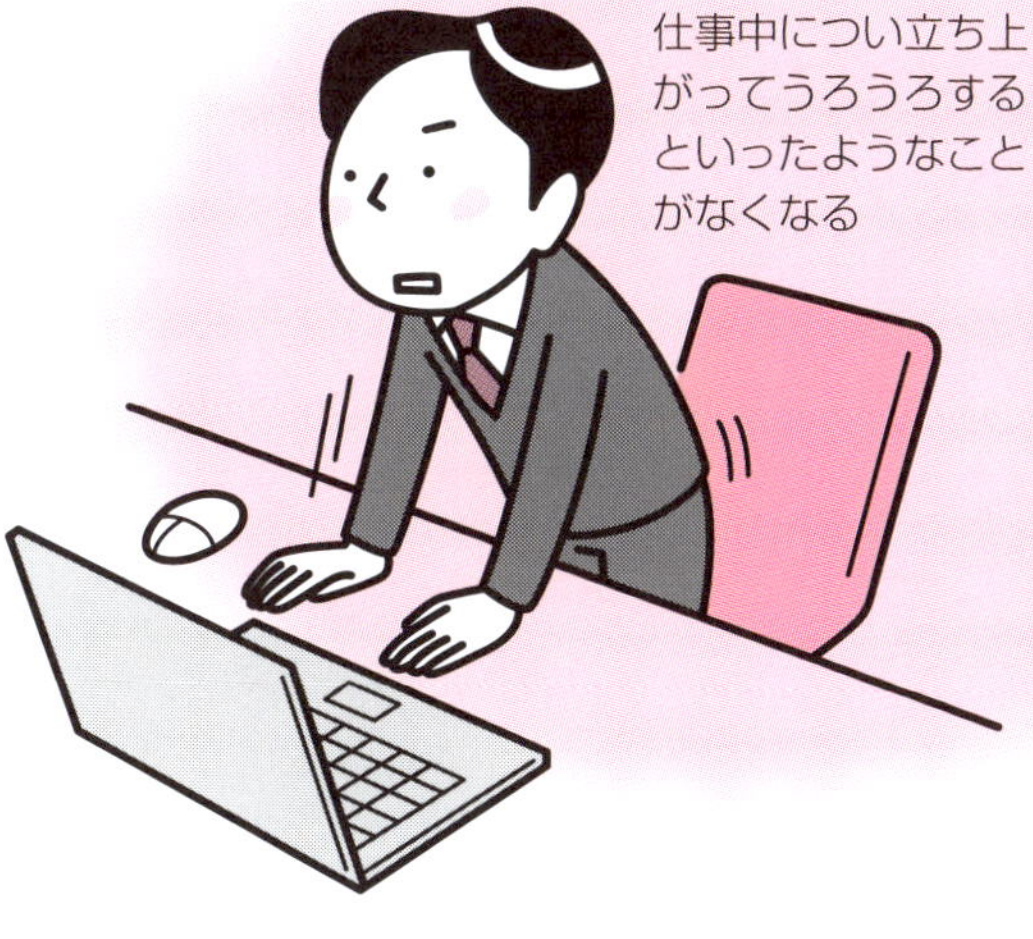
仕事中につい立ち上がってうろうろするといったようなことがなくなる

ADHD

▶アトモキセチン（ストラテラ）
▶メチルフェニデート（コンサータ）
▶グアンファシン（インチュニブ）

不注意、衝動性など中核的な症状に効き、落ち着いて仕事ができるようになります。

インチュニブは小児用ですが、間もなく大人にも適用になります。

医療④

社会技能訓練などの精神療法で特性を補う

発達障害は薬を飲めばそれで大丈夫というものではありません。生きづらさを克服するためには、社会技能訓練（以下、ＳＳＴ）などの精神療法が重要な役割をもっています。

4本の柱

発達障害の精神療法では、医師と本人との信頼関係を構築しながら、SSTやコーピングをおこないます。合併症がある場合は、その治療も進めます。

このほか、既婚者には家族療法をおこなうこともある

信頼関係の構築

医師と本人との信頼関係がないと、精神療法は進められません。本人は、対人関係の困難さや職場での評価などを包み隠さず伝え、医師の言葉に真摯《しんし》に耳を傾けましょう。

コーピング

治すのではなく生きやすくするという治療方針に則《のっと》った告知とアドバイスを、コーピングといいます。職業選択への助言、職場や家庭で、どうすればうまくいくか、適応できるかなど、さまざまなアドバイスをします。

合併精神障害への対応

発達障害には二次障害などの合併症が多いので、きめ細かな薬物療法や対処が必要です。

社会技能訓練（SST）

SSTは、Social Skills Trainingの略。人が社会で生きていくうえで必要な技術を習得するための訓練です。医療機関によってプログラムや進め方には違いがあります。

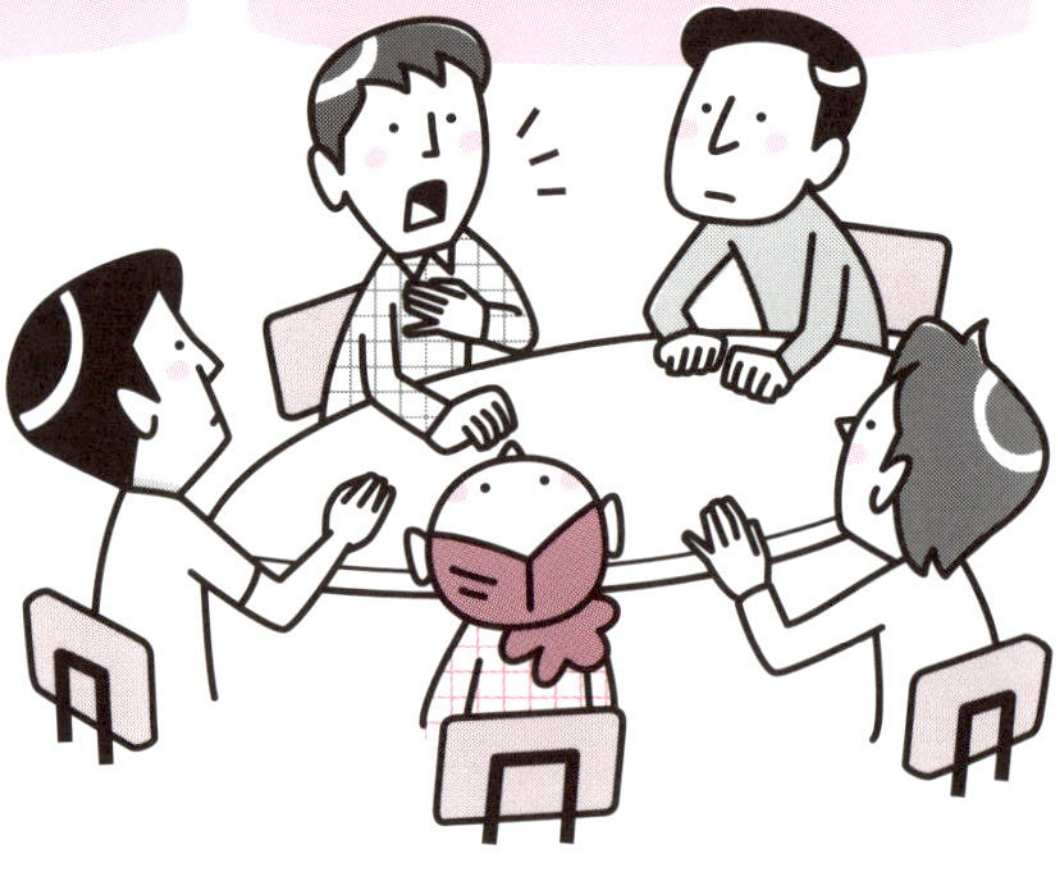

自分の体験を語りあうのもＳＳＴのひとつ

発達障害について知識を得る

精神療法ではまず、発達障害とは何か、どういう特性があるかを学びます。知識がないと自分の問題点が見えてきません。知識を得

ロールプレイング

人は誰でも自分の目でしかものを見られないのですが、自閉スペクトラム症では、その傾向が強いのです。ロールプレイングは、人の立場でものごとを考える体験なので、精神療法のなかでは、重要な訓練です。

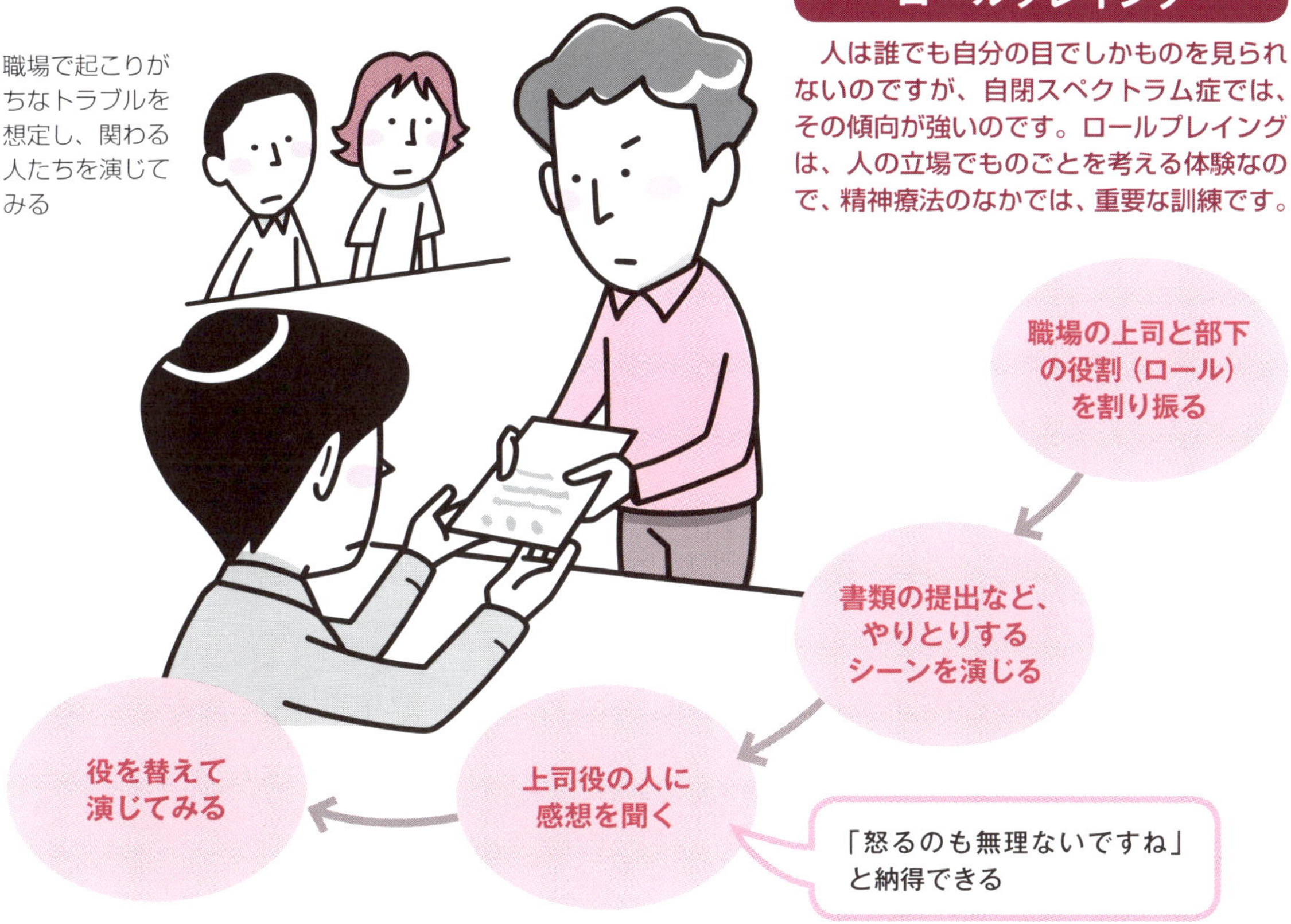
職場で起こりがちなトラブルを想定し、関わる人たちを演じてみる
職場の上司と部下の役割（ロール）を割り振る
書類の提出など、やりとりするシーンを演じる
上司役の人に感想を聞く
「怒るのも無理ないですね」と納得できる
役を替えて演じてみる

ることは、対処法を考えるための基礎になります。これは心理教育であり、SSTのプログラムのひとつでもあります。

コミュニケーション力や想像力を補う

SSTでは、グループになって、メンバーが自分の体験を語ります。コミュニケーションのスキルトレーニングです。問題や困難はある程度共通していますから、お互いのやり方を学ぶことにもなります。人は、自分のことはわからなくても、人のことは意外に見えるものです。話のキャッチボールをする訓練にもなります。

次にグループでロールプレイングをおこないます。定点観測者で、人の気持ちを理解するのが苦手ですが、その特性を補うものです。役割を変えてみることで、人が何を感じるかを体験します。

SSTは発達障害の精神療法として重要です。受けられる医療機関はこれから増えるでしょう。

福祉

公的な支援機関を知っておきたい

就職活動をしてもなかなか決まらなかったり、働きはじめても職場に適応できなかったりしたとき、相談できる機関があります。そうした福祉の情報を得て、活用しましょう。

発達障害がある人の就労・継続支援

発達障害がある人が就労する場合の相談先としては下記のような機関があります。このうち、利用者が増えているのが就労移行支援事業所です。障害者総合支援法に基づく福祉サービスですが、発達障害を看板にかかげているところが増えました。SSTとは違いますが、職業訓練をおこない、社会とつなげています。

就労して働きつづける支援は、医療と福祉が連携したデイケアやジョブコーチ制度があります。

また、試験的に働いてみるトライアル雇用、徐々に勤務時間を長くしていくステップアップ雇用を利用してもよいでしょう。

就労

発達障害がある人が利用できる主な支援機関

ハローワーク	公共職業安定所。一般の人向けの就労支援機関だが、若者向けの「若年コミュニケーション能力要支援者就職プログラム」を受けられる。
発達障害者支援センター	発達障害のある人と家族へ、生活全般の支援。ハローワーク、医療機関などと連携している。
地域障害者職業センター	知的障害、身体障害、発達障害などの人に、就労支援のほか、SST、各種講座などもおこなう。
地域若者サポートステーション	通称サポステ。発達障害の有無によらず、ひきこもりやニートの若者の支援機関。就労支援として、職場見学、就活セミナーなども。
就労移行支援事業所	職業訓練、求職支援、就職後の相談などをおこなう民間の福祉サービス。プログラムや実習内容はさまざま。全国で2,952事業所（平成27年2月）。

障害者枠での就労を検討しても

一般就労は難しいと考えたら、障害者枠で就労することを検討してもいいでしょう。

障害者枠で就労する場合には、「精神障害者保健福祉手帳」が必要です。平成二三年度から、発達障害でも手帳を取得できることになりました（知的障害もあれば、療育手帳）。保健所か保健センターに申請します。役所の窓口に相談してもよいでしょう。

障害者枠就労を検討する

軽度の自閉スペクトラム症では、「障害者」といっても周囲の人はピンとこないかもしれませんし、仕事によっては一般枠でも働けるので、どちらがよいとは簡単には言えません。プラス・マイナスをよく考えて決めましょう。

一般就労

プラス
- 発達障害だとカミングアウトしなくてよい
- 障害者枠のない企業にも就職できる

マイナス
- 仕事によっては困難
- 配慮を得にくい

障害者枠

プラス
- 配慮が得られる

マイナス
- 障害者手帳の取得が必要
- 障害者枠がない企業もある
- 発達障害であることをカミングアウトする必要がある

障害者枠とは

障害者雇用率制度により、従業員45.5人以上の民間企業は、障害者雇用率を2.2%以上にしなければならない。率を達成しないと納付金を支払うことになるが、障害者を雇用すると、助成金が支給される。

（平成30年4月現在）

働きつづける ジョブコーチ

職場に担当者が出向いて、アドバイスや見守りをおこなう。地域障害者職業センターから派遣されるほか、NPO法人、企業に所属しているジョブコーチもいる。いずれも、担当者は厚生労働省の認定機関がおこなう研修を受けている。事業主に対する支援もおこなう。

働きつづける デイケア

地域の精神保健福祉センターが医療機関と連携して、精神科に通う人たち向けに、コミュニケーション訓練、就労セミナーなどのデイケアをおこなっていることがある。

具体的なシーンでの対処のヒント

ケーススタディ① 〈本人へ〉

「がんばりましたね」と言ったら、叱られた

相談者：本人（E さん）

インテリアデザインの会社に勤めています。先日、私のクライアントであった会社がようやく新店舗をオープンし、祝賀会に私も招待を受けました。会は盛況で、私も社長から感謝され、うれしい気持ちでいっぱいでした。そこで帰ってからすぐに「今日はすばらしい会でした。よくがんばりましたね」とメールをしました。すると、社長から「お前のところの社員はバカにしている」と会社にクレームがきたそうです。どうして社長が怒っているのか、わからないのですが。

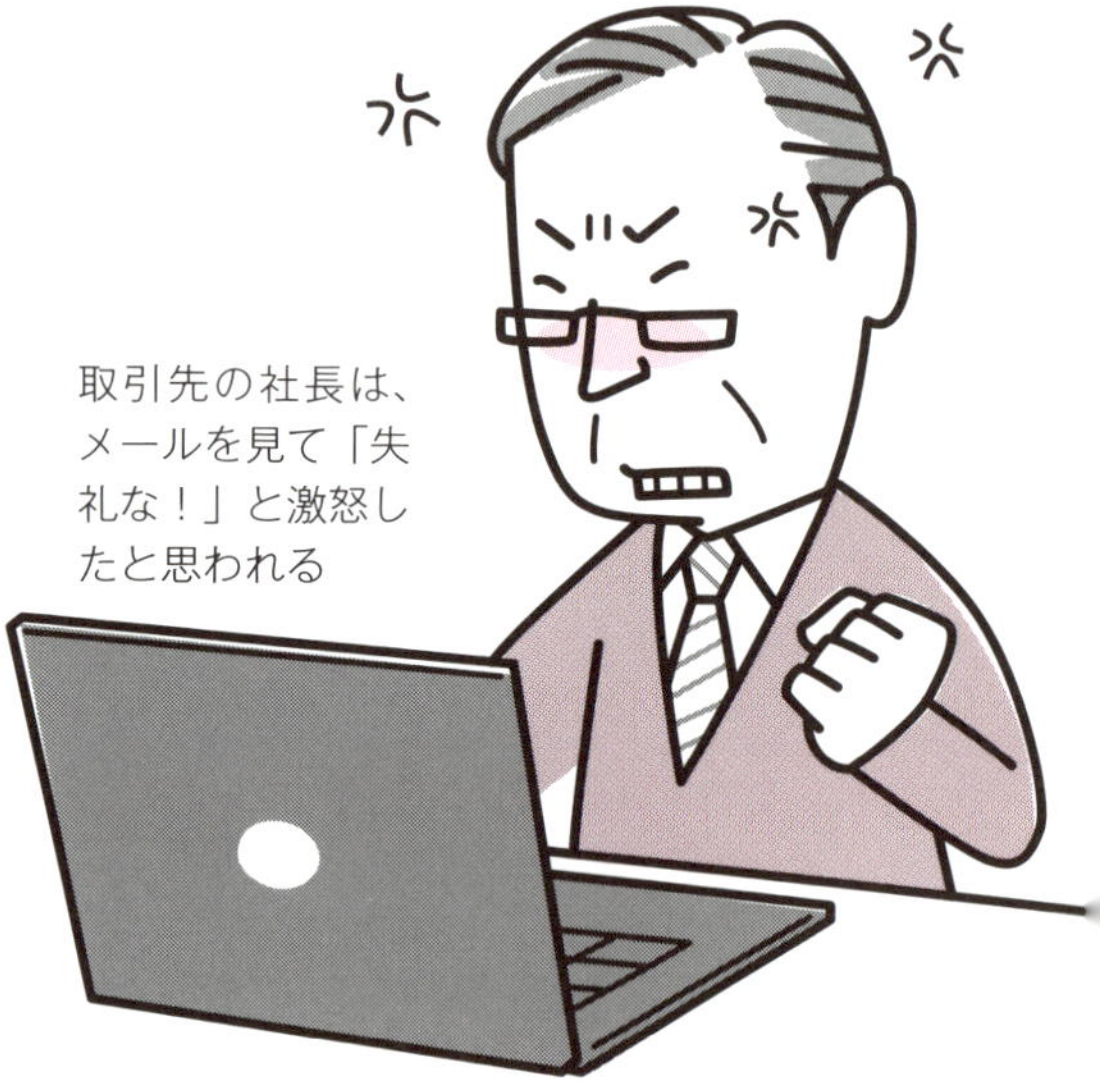

取引先の社長は、メールを見て「失礼な！」と激怒したと思われる

➡ こうすれば

「がんばりましたね」という言葉は、目上の者が目下の者に言う言葉であることを知らなかったからです。こうした言葉づかいは「暗黙のルール」ですが、友達に使う言葉との区別がつかなかったのでしょう。

自閉スペクトラム症では、敬語の使い分けが難しい人がいます。これらは社会関係性に敏感でないと使いこなせません。一つひとつ基本的な使用方法を学んでいかなくてはなりません。

敬語

- **尊敬語**
- **謙譲語**
- **ていねい語**
- **美化語**

これを覚えておこう

敬語には４種類あって、基本は相手を立てて、自分を下げる。これを逆にすると、相手に失礼。取引先、役職が上、年齢が上など、目上の人には敬語を使う。

ケーススタディ②〈本人へ〉

ほめてあげたのに、なぜ怒らせたのか、わからない

相談者：本人（F さん）

会社の同僚と雑談していたときのことです。１つ上の先輩に「先輩って、とても色白ですよね。そのぶん、しみやそばかすが目立つのが欠点ですね」と言ったら、それ以来先輩に口をきいてもらえなくなりました。ほめてあげたのに……。どうしてですか？

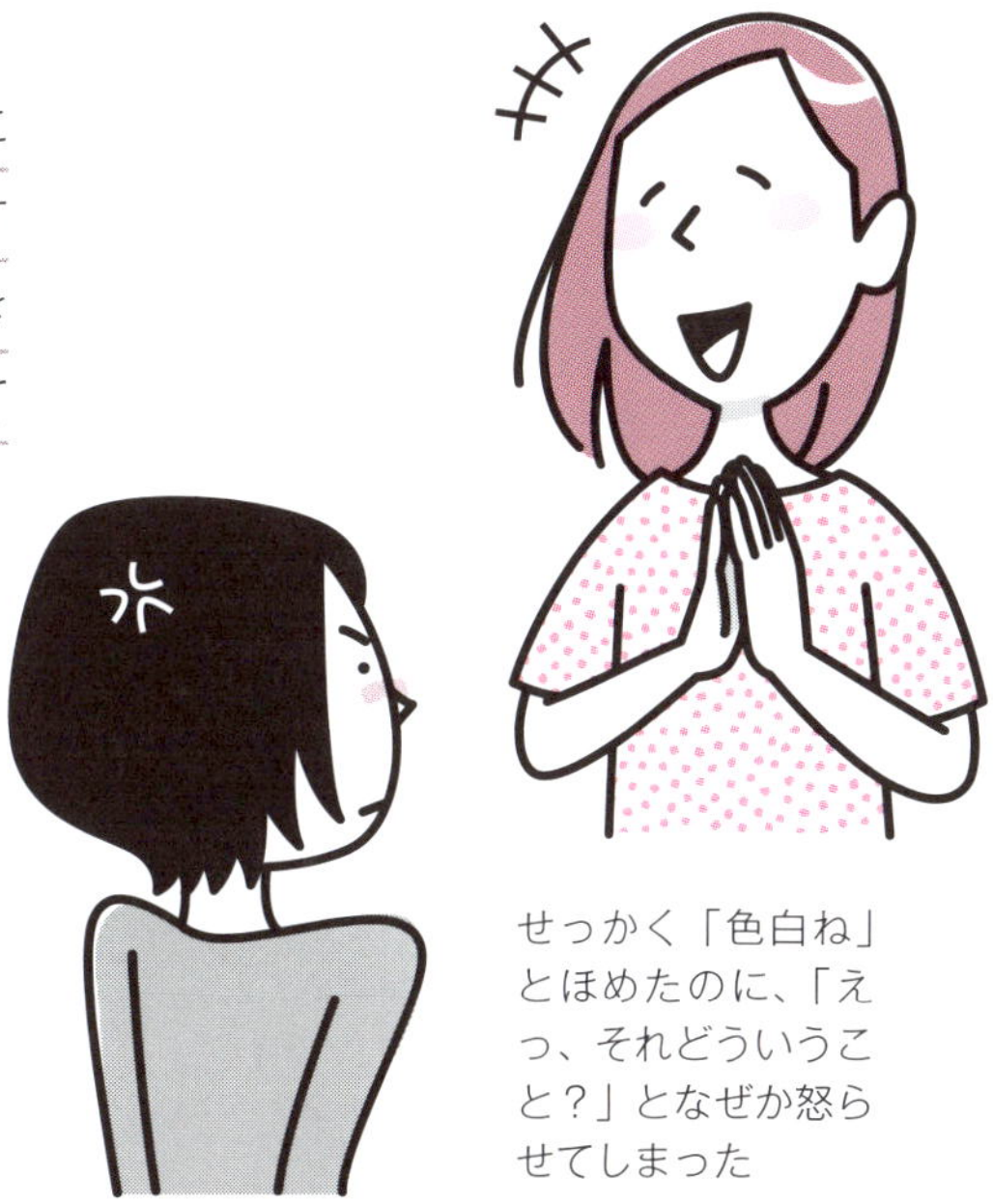

せっかく「色白ね」とほめたのに、「えっ、それどういうこと？」となぜか怒らせてしまった

こうすれば

自分が同様のことを言われたときには、相手に悪意があるとわかるようです。自分が思ったとおりのことを口に出してしまったということでした。自分の景色でしか見えないのです。

何かコメントを相手に言いたいときには、ひと呼吸でなく、３呼吸おくように指導しています。リアルタイムに不適切発言を抑えることができないからです。これを言われたら相手はどう思うかな、と考える時間が３呼吸です。

概して、コメントを言わないほうがよいでしょう。聞き役に徹していれば問題が起こることは少なくなります。

言ってはいけない話題

ほめるつもりでも、侮辱する意味になりかねません。下記の話題は避けましょう。

- 容姿
- 収入
- 学歴
- 性的な話題

ケーススタディ③〈本人へ〉

何もしていないのに、女性がぼくを避けるのは?

相談者：本人（Gさん）

　職場の同僚の女性と話をすることがあるのですが、話をしていると、だんだんぼくから離れようとしているみたいなんです。離れると話がしづらいので、近くに行こうとすると、また離れる。どうも、ぼくは女性にいやがられているようです。この前はっきり「もう話しに来ないで」と言われてしまいました。何がよくなかったのでしょうか。

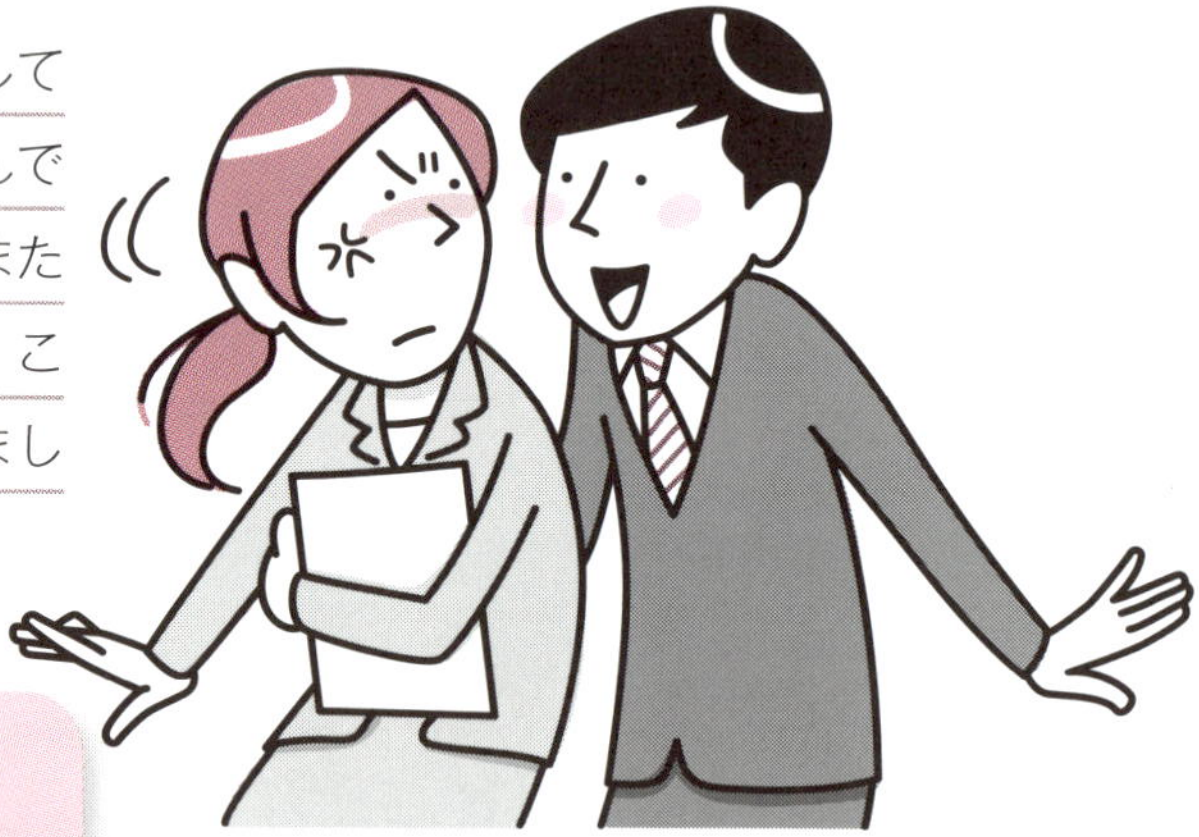

本人が気づいていないけれど、話す相手に近寄りすぎていることがある。人との適切な距離がわからないため

こうすれば

**　おそらく近寄りすぎたのでしょう。人と話すときの距離は1.5mより近寄ってはいけません。接近しすぎると、相手は落ち着きません。Gさんの場合は、声も大きくしゃべりまくるので、３mあけてもよいほどです。もうひとつ、Gさんは、自分の趣味の話を、一方的にしていませんか？　自分の好きなパソコンの話をずっとしていれば、相手はいやがります。その女性の興味のない話なら、聞いているのは大変です。相手の話を聞くようにしましょう。**

（なお、Gさんは、1.5mという具体的な距離をとることで、それ以来、同僚の女性と普通に話ができるようになったそうです）。

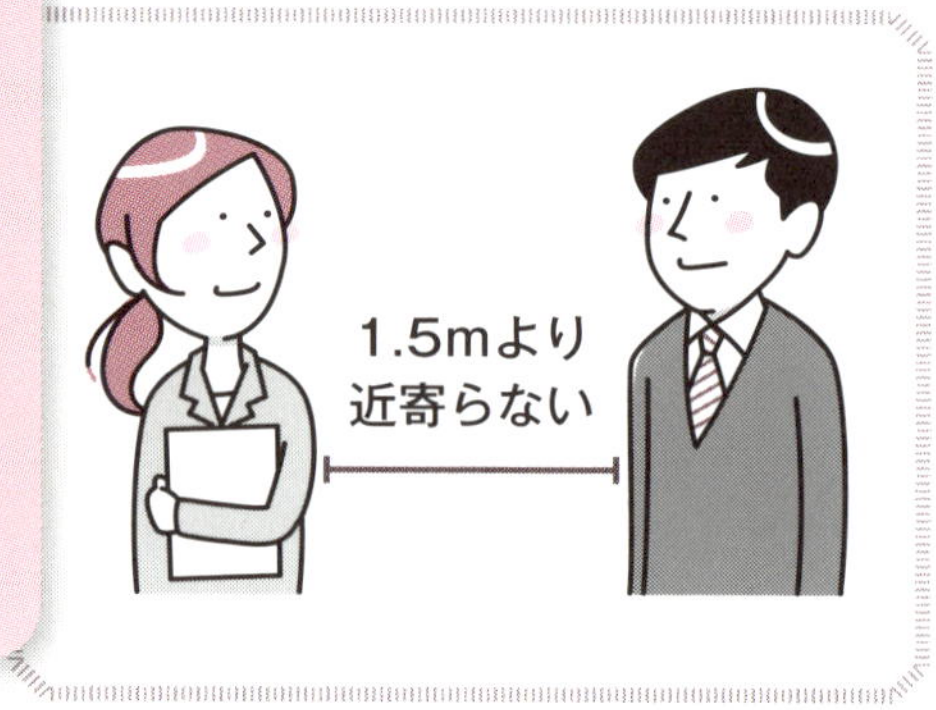

ケーススタディ④〈職場の人へ〉

会議中に質問したら突然パニックになった青年

相談者：本人（Hさん）の上司

Hさんに全社会議の席で、チームで進めている仕事の進捗《しんちょく》状況と今後の見通しについて、説明してもらいました。ところが当日、会場から質問が出たとき、Hさんは答えられなかったのです。予定外の質問だったためか、Hさんはあわてて書類を探したり、パソコンを見直したりして、すっかりパニックになっているようでした。仕事はちゃんと進められる人なので、大丈夫かと思ったのですが、私の見込み違いだったのでしょうか。今後、仕事を任せるのが心配です。

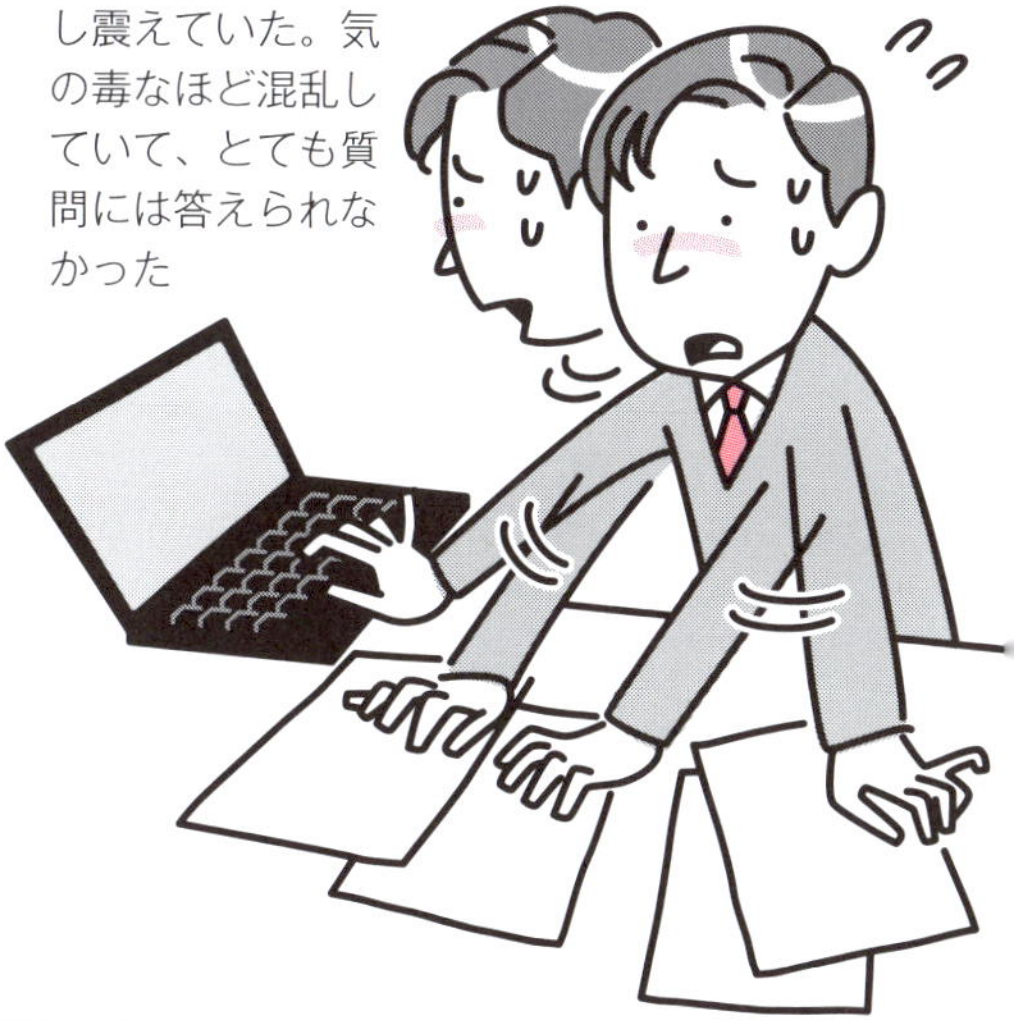

真っ赤になって少し震えていた。気の毒なほど混乱していて、とても質問には答えられなかった

こうすれば

Hさんは、状況の意味をとらえるのが苦手なうえ、話し言葉の理解度が低いため、質問者が何を聞きたいのか、わからなくてパニックになってしまったのでしょう。また、予想外のことに直面すると、臨機応変に対応できない特性もあります。

仕事はしっかりこなしているようですから、高い知能をもっている人なのでしょう。できるだけHさんにわかりやすいかたちで問題を提示すれば大丈夫です。文字化や図示するとよいでしょう。会議では、できれば事前に質問を集めておくと安心です。

- **視覚化する**
  文字や図で表す
- **あらかじめ伝えておく**
  質問を集めておく
- **具体的に質問する**
  どういう状況かといった尋ね方ではなく、○○は何%進んでいるか、など具体的に

ケーススタディ⑤ 〈職場の人へ〉

休職中に海外旅行。「何が問題？」にどう答えれば

相談者：本人（Ｉさん）の上司

Ｉさんは「うつ病」との診断書を持参して、休職を申請しました。私が、「休職中はどう過ごすのかね」と聞いたところ、「しばらく海外旅行に行ってきます」と答えたのです。私は怒りがわき「旅行に行くというのか！」と声を荒らげてしまいました。するとＩさんは「休んでいる間は、どこで何をしようと自由なはずなのに」と叱られるのは理不尽だと言い、口論になってしまいました。どう説明すればよいのでしょう。

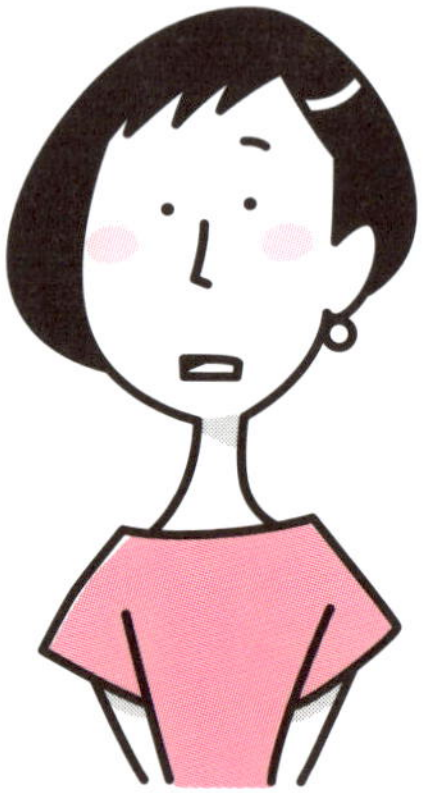

自分の見ている景色でしか見えない弱点がある「定点観測者」だから、自分ルールで主張する

こうすれば

へたに説教すれば、Ｉさんの怒りはさらに激しくなります。自閉スペクトラム症の人には、演繹《えんえき》的な説明が効果的です。原理原則で説明するのです。原理原則は自閉スペクトラム症の人たちに受け入れられやすい概念ですし、もともとそうした基準で行動する人たちなのです。

「あなたはまだ会社に雇用されていますから、休職中も会社の規則に支配されているのです。休職というのは、病気の治療のために医師の診断と指示によって職務が免除されるのです。その間もあなたは会社の職員としての義務があります。だから海外旅行はできません」

（このように述べたところ、「納得しました」と同意が得られたそうです）。

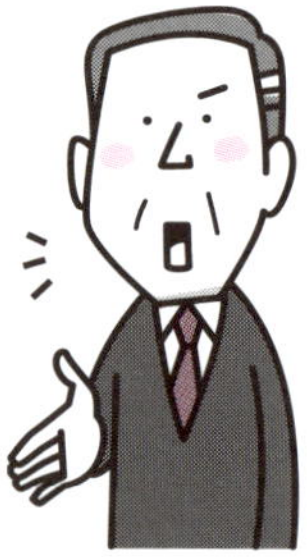

診断どおりにしっかり休んで早く復帰することが、今やるべき仕事だと説明する

ケーススタディ⑥ 〈職場の人へ〉

向いていない仕事を続けたがる人にどうアドバイスを？

相談者：本人（Ｊさん）の先輩

Ｊさんは私と同じ職場で働いている看護師ですが、「自分のペースでしか仕事をしない」「必要な連絡や報告をしない」「無神経な態度で患者さんに接するので苦情が絶えない」「注意すると怒り出す」などの問題があって、何度注意しても態度が改まりません。Ｊさんは看護師に向いていないと思いますし、おそらく発達障害なのではないかと思います。どのような助言をしたらよいのでしょうか？

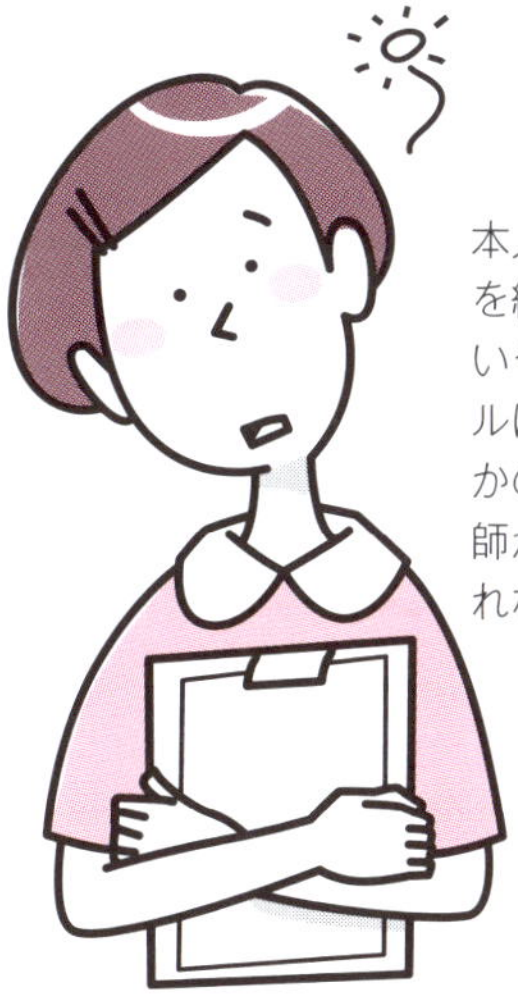

本人は「看護師を続けたい」というが、トラブルばかりで、ほかの看護師や医師がカバーしきれない

こうすれば

難しい問題です。同じ職場の人に「向いていないので、転職しては」と助言したら、パワハラとして告訴対象になりかねません。

まず上司や管理責任者と相談してください。看護師としての資質に問題があることを具体的に伝え、本人を指導し、そのうえで改善が見られないなら解雇することは可能です。そのためには日時と問題事実をできるだけ具体的に記録しておくことが必要です。

もうひとつは親身に相談にのることです。問題を挙げ、具体的にどうすれば回避できるのかを話し合います。どうしても看護職が難しいと本人が思うようになれば、向く仕事を考えられるかもしれません。

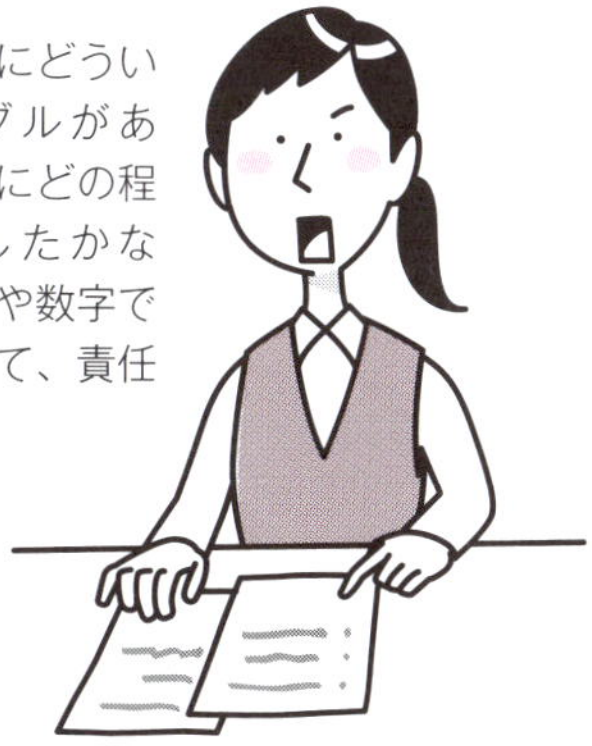

○月○日にどういうトラブルがあり、業務にどの程度影響したかなど、文字や数字で明確にして、責任者が示す

ケーススタディ⑦ 〈職場の人へ〉

遅刻を注意したら非常識な反応。皮肉が通じない人には

相談者：本人（K さん）の上司

K さんはいつもぎりぎりに出社してきます。たまに数分遅れることもあって、その日は 15 分遅れました。どうしようかと思いましたが、「ずいぶんお早い出社ですね」と言うと、「そうですか」という返事。ところが、次の日には 30 分遅れてきたので思わず大声を出してしまいました。すると「理不尽なことを言う。15 分遅れてきたときに早いと言ったではないですか！」と激高したのです。どうしたらよいのでしょうか。

こうすれば

注意欠如症（ADD）と自閉スペクトラム症（ASD）が合併している人が多いのですが、ADDでは「先送り」や「間に合わない」「遅刻する」という問題をもつ人がいます。ASDの人は言葉の含意がわからない、皮肉が通じない、言葉どおりに受け取ってしまうという問題があります。ASDの人は子どものころから暗黙のルールが身についていない傾向がありますから、原則的なことを具体的に伝えることが重要です。

例えば、「会社は遅刻しないことが大切です。あなたが来ることを前提にしてみんな動いているのですから。始業時刻15分前に出社すること。15分前に会社に着いて、仕事に入る準備をしておきましょう。万が一電車が遅れてもそれならだいたい間に合います」など。

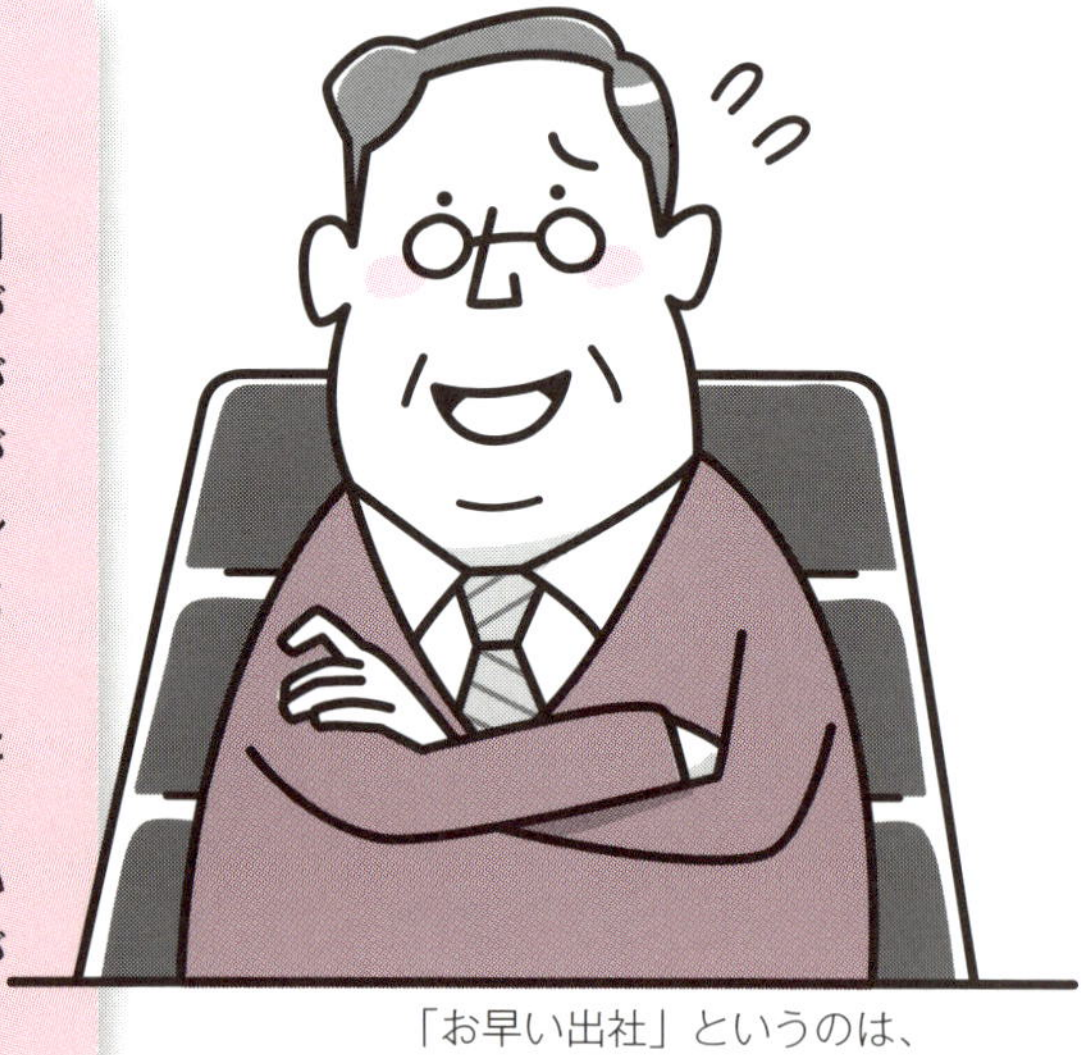

「お早い出社」というのは、皮肉だったのだが

健康ライブラリー

大人《おとな》の発達障害《はったつしょうがい》
生《い》きづらさへの理解《りかい》と対処《たいしょ》

2018年11月13日　第1刷発行
2020年 1 月 8 日　第3刷発行

監　修　　市橋秀夫（いちはし・ひでお）

発行者　　渡瀬昌彦

発行所　　株式会社講談社
東京都文京区音羽2丁目12-21
郵便番号　112-8001
電話番号　編集　03-5395-3560
販売　03-5395-4415
業務　03-5395-3615

印刷所　　凸版印刷株式会社

製本所　　株式会社若林製本工場

N.D.C.493　98p　21cm

ISBN978-4-06-513315-6

■監修者プロフィール

市橋秀夫（いちはし・ひでお）

東京医科歯科大学医学部卒業。医学博士。精神保健指定医。都立松沢病院、東京都精神医学研究所兼務研究員、都立墨東病院神経科医長、福島大学障害児病理教授などを歴任。一貫して臨床実践と臨床研究に携わる。とくにパーソナリティ障害や大人の発達障害の治療では実績をあげている。

日本精神病理学会評議員、外来精神医療学会理事、精神科治療学編集顧問。『精神科臨床ニューアプローチ』（メジカルビュー社）、『心の地図〈上〉－こころの障害を理解する』同下巻、『精神科・治療と看護のエッセンス』（いずれも星和書店）、『パーソナリティ障害 正しい知識と治し方』（講談社）など、編集・著書・監修書多数。

●編集協力　オフィス201（新保寛子）
●カバーデザイン　岡本歌織（next door design）
●カバーイラスト　浅野成亮
●本文デザイン　OKAPPA DESIGN
●本文イラスト　小野寺美恵　千田和幸